Vistara H. Haiduk

Die 15 Ergänzungssalze in der Schüßlertherapie

Knaur
MensSana

Besuchen Sie uns im Internet: www.droemer-knaur.de
Alle Titel aus dem Bereich MensSana finden Sie im Internet unter
www.knaur-mens-sana.de

Originalausgabe Oktober 2008

Ein Unternehmen der Droemerschen Verlagsanstalt
Th. Knaur Nachf. GmbH & Co. KG, München

Redaktion: Ulrike Kroneck
Umschlaggestaltung: ZERO Werbeagentur, München
Umschlagabbildung: getty images
Satz: Adobe InDesign im Verlag
Druck und Bindung: CPI – Clausen & Bosse, Leck
Printed in Germany
ISBN 978-3-426-87379-3

2 4 5 3 1

»Geh du voran«, sagte die Seele zum Körper,
»auf mich hört er nicht.«
»Ich werde krank werden«, sagte der Körper,
»dann wird er schon auf mich hören.«

Gabriele

Inhalt

Krankheit ist die erforderliche Arbeit zur Wiederherstellung der aus den Fugen geratenen Ordnung des Organismus.
(Dr. Kurt Hickethier)

Zu diesem Buch

In Ergänzung zum Buch »Gesund durch Schüßler-Salze«, in dem die allgemein bekannten Schüßlersalze 1 bis 12 beschrieben sind, soll in diesem Buch das Gewicht auf Wesen, Funktion und Anwendung der Salze 13 bis 27 gelegt werden. Sie werden systematisch und für Sie, liebe Leserinnen und Leser, verständlich dargelegt werden. Die Struktur wird Ihnen bereits aus »Gesund durch Schüßler-Salze« vertraut sein. Da die Ergänzungssalze in der Therapie immer wichtiger werden, wird Ihnen über die Grundsalze hinaus mit diesem Buch eine Hilfe an die Hand gegeben werden. Viele chronische Leiden konnten so schon deutlich verbessert und akute Geschehen auch ohne Antibiotika oder Cortison ausgeheilt werden.

Da Biomineralien nicht überdosiert werden können und auch keine Kontraindikationen haben, bietet es sich an, damit die täglichen Befindlichkeitsstörungen und »Zipperlein« wirkungsvoll und nebenwirkungsfrei in eigener Regie zu therapieren. Sollten Beschwerden länger als drei Tage mit hohem Fieber einhergehen oder über längere Zeit bestehen, ist unbedingt die Meinung eines Heilpraktikers oder Arztes einzuholen.

Einleitung

Es gibt mittlerweile weit über sechzig Bücher zu den biochemischen Mitteln, auch Schüßlersalze genannt. Und täglich werden es mehr. Diese Bücher befassen sich jedoch vor allem mit den Mitteln 1 bis 12, die Dr. Wilhelm Schüßler (1821–1898) erforscht und in seinem Artikel des Jahres 1873 »Eine abgekürzte Therapie« in der »Homöopathischen Zeitung« beschrieben hat. Im Vergleich zu heute waren zu dieser Zeit die Möglichkeiten der Analyse und Forschung sehr beschränkt.

Vielleicht werden Sie jetzt sagen: »Es gibt doch nur zwölf Schüßlersalze!« Damit haben Sie völlig recht. Die im Folgenden beschriebenen Mineralstoffe sind erst aufgrund verfeinerter Laboruntersuchungen bekannt geworden, da sie nur in sehr kleinen Mengen natürlicherweise im Körper vorkommen – manche sogar gar nicht. Meist erweist sich die Anwendung der Biomineralien 1 bis 12 auch als durchaus ausreichend. In Fällen jedoch, in denen die herkömmliche Therapie ins Stocken gerät, kann mit Hilfe der Ergänzungsmittel die Heilung oft einen entscheidenden Schritt weitergebracht werden.

Einige der Mittel sind teilweise unter Schüßler-»Hardlinern« umstritten. In der einschlägigen Literatur findet man meist nur kurze Informationen über die Bereiche, in denen sich Heilerfolge zeigten. In den folgenden Beschreibungen fließen auch unterschiedliche Therapeuten-Erfahrungen ein. Alle Heilerfolge wurden mit den D6- oder D12-Verdünnungen erzielt.

Die Entwicklung der Laboranalysemöglichkeiten und neue Ergebnisse der Forschung machten es möglich, weitere (lebens-)wichtige Mineralstoffe und Spurenelemente nachzuweisen. Nicht zuletzt haben sich auch Lebensweise und -umstände drastisch verändert, so dass eine Anpassung der Methode an aktuelle Gegebenheiten dringend erforderlich ist. Zum Glück ist die Forschung hier noch nicht am Ende. Derzeit gibt es fünfzehn Ergänzungsmittel, die nach dem biochemischen Prinzip beschrieben sind. Ihre Namen sind meist, wie die der Funktionsmittel der Salze 1 bis 12, bereits aus der Homöopathie bekannt. In der biochemischen Aufbereitung zeigen sie jedoch zur Homöopathie unterschiedliche Wirkungen. Der wohl wichtigste Unterschied besteht darin, dass durch eine erhöhte Gabe an Biomineralien keine sogenannte homöopathische Mittelprüfung ausgelöst werden kann.

Die als Ergänzungsmittel von Dr. Dieter Schöpfwinkel und seinen Schülern beschriebenen Mittel sind jedoch bisher nur in wenigen Büchern ausführlich und für den Laien verständlich dargestellt. Da auch diese Mittel hervorragende Eigenschaften besitzen und der Erfolg ihren Einsatz in der Praxis rechtfertigt, wird dieses Buch ausschließlich den Salzen 13 bis 27 gewidmet.

»Biochemie« und »Dr. Schüßlers Lebenssalze«

Dr. Wilhelm Schüßler (1821–1898) fühlte sich immer zur Forschung hingezogen. 1873 veröffentlichte er mehrere kritische Arbeiten über die Homöopathie. Er warf in einem von ihm verfassten Artikel in der »Homöopathischen Zeitung« die Frage auf, ob »sämtliche überhaupt heilbaren Krankheiten mit denjenigen anorganischen Substanzen zu heilen wären, die die natürlichen Funktionsmittel unseres Organismus bilden«.

Dr. Schüßler unternahm Versuche mit der Asche verstorbener Patienten des Krankenhauses, in dem er arbeitete. Dabei stellte er fest, dass alle organischen Anteile des Körpers verbrennen. Die zurückbleibende anorganische Asche setzt sich letztendlich immer nur aus den zwölf »Lebenssalzen« zusammen. Im Verlauf seiner Versuche kam er zu der Überzeugung, dass durch das Fehlen eines oder mehrerer dieser anorganischen Nährsalze Hemmungen im Säftefluss zwischen Körpergewebe und -zellen auftreten, wodurch die Lebensvorgänge gestört und Krankheiten hervorgerufen werden. »Durch die Zuführung von Nährsalzen in stark verdünnter Aufbereitung, die den Organellen in einem bestimmten Krankheitsfall nicht zur Verfügung stehen, werden die Störungen der Zelle (die als Störungen der Molekularbewegung aufgefasst werden) beseitigt. Das biochemische Mittel bewirkt dann die Wiederherstellung des zum normalen Funktionsablauf not-

wendigen Ionengefälles.« (Darunter versteht man unterschiedliche Konzentrationen der Biominerale innerhalb und außerhalb der Zellen.)
Dies ist zugleich die Definition des Ausdruckes »biochemische Heilmethode«. Die Wissenschaft dagegen versteht unter »Biochemie« die Lehre der physiologisch-chemischen Vorgänge im lebenden Organismus.

Der Grundsatz der »biochemischen Heilmethode« lautet:

> »Ein nach dem Ähnlichkeitsprinzip gewähltes Mittel ist ein homöopathisches. Jedoch ist ein Mittel, welches den Mineralstoffen des Organismus homogen ist und dessen Anwendung sich auf die physiologische Chemie gründet, ein biochemisches.« ...
> »Das Fehlen von Mineralien hat funktionelle Störungen zur Folge, die durch gezielten Ausgleich der fehlenden Mineralien zur Heilung geführt werden.«
>
> Gesundheit ist das quantitative Gleichgewicht der einzelnen Mineralsalze; Krankheit entsteht erst durch das Ungleichgewicht dieser Mineralsalze.
>
> *(Dr. Wilhelm Schüßler)*

Die Kurzform könnte lauten:

> »Fehlendes wird in der Zelle aufgefüllt.«

Jakob Moleschott (1822–1893) erkannte:

»Ein Leben ohne Mineralsalze ist nicht möglich, denn die chemischen Abläufe im Organismus sind durch Mineralsalze bedingt.«

Gesund bleiben kann der Mensch nur, wenn er in seinem Körper die notwendigen Mineralstoffe für Aufbau und Erhaltung besitzt.
Das Fehlen eines Salzes verursacht nicht nur körperliche Symptome, sondern auch psychische und seelische Beschwerden. Der Heilungsverlauf erfolgt von außen nach innen und von oben nach unten.

Die Wirkung der Biomineralsubstanzen erfolgt in allen drei Ebenen unseres Seins, im seelischen, psychischen und körperlichen Bereich.
Dr. Schüßler benutzte zur Krankenbehandlung die zwölf im Blut befindlichen Nährsalze in festgesetzten Verreibungen. Das Verfahren der Verreibung ist mit einer homöopathischen Aufbereitung vergleichbar. Die Salze 1 bis 12 wurden von ihm nicht numeriert. Sie sind dem Alphabet nach sortiert. Da Schüßler selbst zum Ende seines Schaffens nicht mit der *Nr. 12* – Calcium sulfuricum gearbeitet hat, ist dieses Salz erst später als *Nr. 12* wieder in die Liste aufgenommen worden. Die Biomineralstoffe sind in der folgenden Übersicht der Zahlenfolge nach mit ihren Wirkungsweisen aufgeführt.
Sollten Sie sich die Biominerale im nicht deutschsprachigen Raum besorgen wollen, beachten Sie bitte, dass die Numerierung nicht mit der deutschen übereinstimmt. Die *Nr. 12* – Calcium sulfuricum ist im nicht deutschsprachigen Raum dem Alphabet nach an Stelle der *Nr. 3* – Ferrum phosphori-

cum einsortiert. Sie finden Ferrum phosphoricum in den englischsprachigen Naturkostläden unter *Nr. 4.* **Achten Sie bitte auf die namentliche Bezeichnung.**
Die Numerierung der Salze 13 bis 27 ergibt sich aus der Reihenfolge ihrer Erforschung. Die Biominerale nur durch die Nummer zu bezeichnen, hat sich inzwischen bei den meisten Therapeuten durchgesetzt.

Um Missverständnissen vorzubeugen: Die Begriffe Lebenssalze, Nährsalze, Schüßlersalze, Funktionsmittel Biomineral, biochemische Salze und dergleichen mehr meinen immer ein und dasselbe, nämlich die von Dr. Schüßler als für unsere Gesundheit unentbehrlich erachteten biochemischen Funktionsmittel.

Der Mangel in der Zelle ist häufig mit der Apparatemedizin nicht nachweisbar. Selbst empfindlichste Laborgeräte sind nicht in der Lage, die exakte, zur Verfügung stehende Mineralmenge in der Zelle zu messen. Zum Beispiel lässt sich das überwiegend in den Zellen vorhandene Kalium bei Blutmessungen nur ungenügend bestimmen. Häufig liegt bei einem Mangel außerhalb der Zellen *kein* tatsächlicher Mangel innerhalb der Zelle vor. Dieser kann jedoch labortechnisch nur sehr schlecht nachgewiesen werden. Die teure Haaranalyse ist eine der wenigen Methoden, mit denen sich die Intrazellularversorgung nachweisen lässt.

Biochemie – Homöopathie

Der »kleine«, aber entscheidende Unterschied in der Therapie.
Eine der Standardfragen in Seminaren und Vorträgen lautet: »Ist Biochemie nicht auch Homöopathie? Die Mittel sind doch auch potenziert.«
Die Biochemie nach Dr. Schüßler ist jedoch eine eigenständige Heilmethode. Durch die Anwendung biochemischer Mittel in homöopathischen Dosierungen bleibt der Erfolg der Behandlung weit hinter seinen Möglichkeiten zurück, wenn nicht sogar aus. Die Anwendungen und Dosierungen unterscheiden sich zum Teil erheblich von denen der Homöopathie.

Schüßlers Grundsatz lautete:

> »Fehlendes wird aufgefüllt.«

In seiner Veröffentlichung »Eine abgekürzte Therapie« schreibt er:

> »Die Biochemie ist eine *histologisch* orientierte *Substitutionstherapie*, in der es darum geht, Zellen mit dem aufzufüllen, was ihnen fehlt.«

Diese Erkenntnis kam Schüßler beim Studium der Werke von Rudolf Virchow (Charité Berlin) und Jakob Moleschott. Diese Wissenschaftler seiner Zeit fanden heraus, dass in der Zelle eine bestimmte Konzentration an Mineralstoffen vorhanden sein muss, um eine einwandfreie Funktion zu gewährleisten. Ferner stellten sie fest, dass die Zellmembran nur für be-

stimmte Molekülgrößen passierbar ist. Dr. Schüßler wies während seiner Studien über die Asche Verstorbener nach, dass bei bestimmten Erkrankungen immer wieder die gleichen Mineralstoffe in der Asche fehlten. Er begann, inspiriert durch die Homöopathie, die Mineralstoffe in feinstofflicher Form auf Milchzucker aufgebracht, zuzuführen. Schon bald konnte er deutliche Verbesserungen der Symptome seiner Patienten feststellen.
Untersuchungen des Zellgewebes ergaben, dass die Mineralstoffsituation gegenüber der Ausgangsposition deutlich verbessert war.
Eine sogenannte »Mittelprüfung« konnte durch die Gabe großer Mengen an Biomineraltabletten nicht ausgelöst werden.
Es wird häufig die Meinung vertreten, dass die Schüßlersalze den Körper in die Lage versetzen, die Mineralstoffe der Nahrung besser aus dem Speisebrei herauszulösen und zu verarbeiten. Das setzt jedoch voraus, dass in unserer Nahrung für den derzeitigen Lebensstil noch ausreichend Mineralstoffe enthalten sind. Leider sind die in den meisten Supermärkten angebotenen Waren durch Massenproduktion, Überdüngung des Bodens sowie zu frühe Ernte zunehmend denaturiert. Wir nehmen damit zwar eine Menge Ballast und Kalorien zu uns, aber kaum noch in ausreichender Menge Biomineralien oder Spurenelemente. Um den Bedarf während Zeiten besonderer Belastungen decken zu können, muss der Körper zunehmend seine Depots angreifen. Sind die Reserven aufgebraucht, können bestimmte Funktionen in der Zelle nicht mehr ausgeführt werden. Es kommt zu Befindlichkeitsstörungen, die sich als Symptome zeigen.

Bei der Homöopathie hingegen handelt es sich um eine Reiztherapie. Es wird durch den Einsatz von spezifischen Mitteln, die dem Symptombild des Patienten entsprechen, ein Impuls zur Selbstheilung ausgelöst. Man spricht dabei vom Ähnlichkeitsprinzip.
In der Homöopathie finden sich neben den Niederpotenzen (D1–D10) auch weit höhere Verdünnungen. Je höher die homöopathische Verdünnungsstufe ist, desto mehr wird der konstitutionelle Aspekt des Mittels in den Vordergrund gestellt.

Die Unterschiede zwischen Homöopathie und Biochemie sind schon im Grundsatz der Mittelwahl zu finden. In der Homöopathie wird das Mittel nach dem Ähnlichkeitsprinzip ausgewählt. Das heißt, das gewählte Mittel würde beim Gesunden definierte Symptome auslösen und bei Patienten, die an diesen Symptomen leiden, heilen.
Bei der Verordnung der Biomineralien werden dem Patienten die Mittel zugeführt, die einen mineralstoffbedingten (feinstofflichen) Bedarf ausgleichen. So werden die damit in Verbindung stehenden Symptome behandelt.

Dieser tabellarische Überblick von Reinhard Schaub, Heilpraktiker aus Kassel, macht die Unterschiede der Therapien deutlich.

Durch Schulungen konnte ich immer wieder klassische Homöopathen dazu bewegen, die Biochemie einer homöopathischen Behandlung vorzuschalten. Der Erfolg war deutlich. Die Kollegen berichteten, dass die Patienten reaktiver auf die

	Biochemie	Homöopathie
Begründer	Dr. Wilhelm Schüßler (1821–1898)	Dr. Samuel Friedrich Christian Hahnemann (1755–1843)
Hauptwerk	»Eine abgekürzte Therapie«, 25. Auflage	»Organon der Heilkunst«
Definition: Gesundheit und Krankheit	»Krankheit des Körpers = Krankheit der Zelle« (Virchow). »Die Krankheit der Zelle entsteht durch Verlust anorganischer Salze« (Moleschott). »Dann muss die Gesundheit der Zelle und damit des Körpers wiederhergestellt werden, durch die Deckung des Verlustes« (Dr. Schüßler).	Krankheit ist »die Gesamtheit der Symptome ...« »... alle Veränderungen im Befinden des Leibes und der Seele ... oder alle Abweichungen vom gesunden Zustand.«
Behandlungsansatz	Das Zellinnere, die Heilmittel werden so weit verdünnt (potenziert), dass sie ohne zusätzlichen Energieaufwand in die Zelle hineingelangen können.	Lebenskraft, Lebensenergie, die Heilmittel werden potenziert (verdünnt und verschüttelt), um als feinste Reize auf die Störungen der Lebensenergie zu wirken.

	Biochemie	Homöopathie
Verwendete Heilmittel	12 Hauptmittel und 15 anorganische Ergänzungsmittel, Heilmittel, die fast alle in den Zellen vorkommen. Es finden keine »Arzneimittelprüfungen« statt. Gebräuchliche Potenzen sind für *Nr. 1*, *Nr. 3* und *Nr. 11* D12. Sie versorgen die Zellen im Mikrobereich mit Mineralstoffen, der Makrobereich muss zusätzlich beachtet werden.	Mineralien, Pflanzen, Tiere und Krankheitsprodukte (Nosoden) werden mittels Arzneimittelprüfungen am Gesunden und aufgrund praktischer Erfahrungen gewonnen. Gebräuchlich sind Potenzen zwischen D4 und sehr hohen Potenzen in z. B. C1000 oder LM.
Dosierung	Mehrere Mineralstoffe werden auch nach Abklingen der Beschwerden eingenommen, um die Depots wieder aufzufüllen und so Rückschläge zu verhindern.	Bei akuten Situationen häufige Arzneigaben bis zur Besserung. Danach wird die Einnahme beendet. Bei chronischen Beschwerden werden Einzelgaben mit langer Nachwirkzeit verabreicht. Es erfordert Geduld und die Fähigkeit, abwarten zu können.

	Biochemie	Homöopathie
Therapeutisches Vorgehen	Ermittlung des Defizits an Mineralsalzen in der Zelle erfolgt über eine Anamnese, Antlitzanalyse. Substitutionstherapie.	Ermittlung der charakteristischen Eigenschaften und Befindlichkeitsstörungen. Anamnese und Untersuchung, Auswahl des Mittels nach dem Ähnlichkeitsprinzip. Reiztherapie.
Erstverschlimmerung	Reaktionen auf die Mineralstoffe sind als Zeichen der korrekten Auswahl des Mittels anzusehen. In dem Fall ist die Einnahmemenge kurzfristig zu erhöhen. Reaktionen nach der Hering'schen Regel (von innen nach außen, von oben nach unten)	Erstverschlimmerungen möglich. In dem Fall sollte keine weitere Einnahme erfolgen, bis die Symptome vollständig abgeklungen sind. Reaktionen nach der Hering'schen Regel (von innen nach außen, von oben nach unten)
Nebenwirkungen/ Wechselwirkungen	Keine	Arzneimittelsymptome möglich
Äußere Anwendung	Wichtige therapeutische Ergänzung	Nicht üblich

verabreichten Homöopatika ansprachen und sich ein Therapieerfolg schneller einstellte. Durch die Biomineralien wird der Körper in einen Zustand gebracht, der es ihm ermöglicht, die Reiztherapie der Homöopathie schneller und intensiver umzusetzen.

Handelsformen

Die Ergänzungsmittel zur biochemischen Methode gibt es als Pastillen in einer Trägerstoffverreibung in unterschiedlich hohen Verdünnungsgraden. **Bitte beachten Sie, dass es auch homöopathische Mittel gleichen Namens und gleicher Verdünnung gibt.**
Die Wirkung der Biominerale gegenüber den homöopathischen Präparaten ist, wie oben bereits beschrieben, im Körper jedoch unterschiedlich. Die Gemeinsamkeit besteht nur in der Bezeichnung der Verdünnung und dem Bestreben, dem Körper mit Hilfe molekularoptimierter Arzneimittel zu helfen, den natürlichen Zustand der Gesundheit herzustellen.

Achten Sie beim Kauf darauf, dass es sich um Biomineraltabletten® (auffallend preiswert sind z. B. die Präparate der Firma Biomineral GmbH) handelt. Leider sind Apotheken in dieser Hinsicht nicht ausreichend geschult, um Ihnen zuverlässig das beste und preiswerteste Mittel zu verkaufen. Auch die Preise variieren stark, durch einen Preisvergleich können Sie bis zu 60 Prozent sparen. Es lohnt sich auch ein Preisvergleich im Internet. Der Markt hat sich durch die Öffnung der

Apotheken ins Internet stark erweitert. Unter www.vistara-haiduk.com finden Sie weitere Informationen dazu.

Empfohlene Verdünnungen

Es hat sich im Laufe der Zeit für jedes Salz eine bestimmte Verdünnung durchgesetzt. Dr. Schüßler hat zunächst mit den Verdünnungen D3, D6 und D12 experimentiert. Durch körperliche Zusammenhänge setzte sich zuletzt für nahezu alle Biomineralien die D6-Potenz durch; nur bei den Salzen *Nr. 1* – Calcium fluoratum, *Nr. 3* – Ferrum phosphoricum und *Nr. 11* – Silicea ist eine D12-Verdünnung vom Körper besser verwertbar. Das »D« steht für Dezimalpotenz und bezeichnet zusammen mit der Ziffer den Grad der Verdünnung: So bedeutet D6 ein Verdünnungsverhältnis von 1g Mineralstoff zu 1 000 000 g Trägerstoff (= 1000 kg = 1t) und D12 ein Verdünnungsverhältnis von 1g Mineralstoff zu 1 000 000 t Trägerstoff.

Eine D1-Verdünnung besteht zu 1 Teil aus Mineralstoff und zu 9 Teilen aus Trägerstoff – üblich ist Milchzucker (= 1:10). D2 enthält einen Teil aus der D1-Verdünnung und 9 Teile Trägerstoff (= 1:100), D3 enthält einen Teil aus der D2-Verdünnung und 9 Teile Trägerstoff (= 1:1000) usw. Bei den Ergänzungsmitteln werden im Allgemeinen zwei unterschiedliche Potenzen angeboten oder D12. Bei der Beschreibung der Ergänzungsmittel habe ich auf die Potenzierung verzichtet. Zeigen sich die Beschwerden im körperlichen Bereich, sollten Sie eher eine D6-Verdünnung wählen. Fühlen Sie sich von den Beschreibungen der psychischen Merkmale oder der seelischen Merkmale angesprochen, sollten Sie eine D12-Verdünnung wählen. Letztendlich hat die Wahl der Verdünnung keine störenden Auswirkungen. Je nach Firma werden die Mittel ausschließlich in D12 beziehungsweise in D6 angeboten.

Flüssige Biomineralien

Einer der wenigen Anbieter von Dilution auf Alkoholbasis ist die Firma Biomineral GmbH. Es werden jedoch nur die Salze 1 bis 12 angeboten. Ergänzungsmittel gibt es jedoch zur Zeit der Drucklegung, auch von anderen Anbietern, nur als Pastillen.

Was unterscheidet biochemische und grobmolekulare Mineralien?

Worin besteht der Unterschied zwischen Mineralien – wie Calcium oder Magnesium – aus der Drogerie und biochemischen Salzen?

Stellen Sie sich vor, Sie möchten ein Haus bauen. Für dieses Haus benötigen Sie Steine. Da bei der Bestellung die Eigenschaften nicht weiter differenziert wurden, erhalten Sie Steinblöcke, wie sie für den Pyramidenbau benötigt worden wären. Um die Steine passend zu machen, müssen Sie zusätzliche Energie aufbringen, mit der Sie die großen Blöcke in verwendbare Teile zerlegen. Fehlt Ihnen allerdings die Energie zum Zerteilen, bleiben die großen Blöcke zunächst unbearbeitet liegen, und Sie müssen sich beim Arbeiten immer um diese Blöcke herumbewegen.

Wird Ihnen hingegen die richtige Steingröße geliefert, kann die weitere Verarbeitung sofort beginnen. Sie brauchen keine zusätzliche Energie, und Ihr Haus ist schneller fertig.

Entsprechend diesem Bild können Sie sich auch den Unterschied vorstellen, der zwischen Mineralien in grobmolekularer Form (die z. B. in der Drogerie oder in Reformhäusern angeboten werden) und den Biomineraltabletten nach Dr. Schüßler besteht.

Bei den grobmolekularen Mineralien ist zusätzliche Energie erforderlich, um sie für den Körper nutzbar zu machen. Sie werden erst über den Magen in den Darm geleitet und dort in den Blutkreislauf aufgenommen. Bei einer Störung der Darmflora kann das Mineral unter Umständen nicht resorbiert werden. Im günstigsten Fall wird es wieder ausgeschieden. Doch das nicht verarbeitete Material kann auch an Stellen abgelagert werden, an denen es den Körper zunächst nicht weiter belastet. Bevorzugte Orte sind schlecht durchblutete Gewebe, wie etwa Gelenke oder Bindegewebe, die nicht so häufig beansprucht werden. Bei einem langfristigen Überangebot wird immer mehr abgelagert, und es kommt zur Verkalkung oder zur Einlagerung von Schlacken ins Bindegewebe, was sich zum Beispiel als Muskelverhärtungen bemerkbar macht.

Das ist bei den biochemischen Mitteln nicht möglich. Die Salze werden durch die Mundschleimhaut zum Blut transportiert und von hier zu den Stellen im Körper gebracht, die sie benötigen. Der Darm wird umgangen, wodurch selbst bei einer gestörten Darmflora eine optimale Aufnahme gewährleistet ist. Es wird keine zusätzliche Körperenergie für den Umbau vom Molekül zur benutzbaren Größe benötigt. Bei einem Überangebot eines bestimmten Minerals werden zunächst andere »Baustellen« versorgt. Ist dann immer noch etwas übrig, entsteht ein Depot, das bei Bedarf jederzeit angezapft werden kann, da es in besser durchbluteten Bereichen liegt.

Kurzbeschreibung der Funktionsmittel 1-12 und 13-27

Den meisten Lesern dieses Buches werden die ersten zwölf Biomineralien aus dem Buch »Gesund durch Schüßler-Salze« bereits bestens vertraut sein. Im Folgenden finden Sie einen kurzen Überblick über alle Funktionsmittel.

Salz	Bezeichnung Potenz	Wirkung	Psyche
Nr. 1	Calcium fluoratum D12	bringt Elastizität für das Binde- und Stützgewebe mit elastischen Fasern, Knochen und Zahnschmelz	innere und äußere Starre, Anpassungsschwierigkeiten an veränderte Gegebenheiten, Unflexibilität im Verhalten
Nr. 2	Calcium phosphoricum D6	Aufbau- und Kräftigungsmittel; blut- und knochen-, eiweißbildend; »Frauen-, Kinder- und Nervenmittel«	Rekonvaleszenz; introvertiert bis abgekapselt, unzufrieden, leicht erschöpft und dennoch lebhaft

Salz	Bezeich-nung Potenz	Wirkung	Psyche
Nr. 3	Ferrum phosphoricum D12	Erste-Hilfe-Mittel, Mittel der »ersten Entzündungsphase«, Unterstützung bei fieberhaften Erkrankungen, gegen Eisenmangel	wenig Widerstandskraft und Emotionen, antriebslos, konzentrationsschwach
Nr. 4	Kalium chloratum D6	Aufbau der Schleimhäute, Mittel der »zweiten Entzündungsphase«, Ausscheidungs- und Drüsensalz	Neigung zu Hypochondrie, Anpassungsschwierigkeiten; andere sind immer schuld an den Ereignissen
Nr. 5	Kalium phosphoricum D6	»Notfallmittel« bei Erschöpfung und Schwäche, Nerven-, Hirn- und Herzmittel, nervöse Störungen, Lähmungserscheinungen	Ängstlichkeit, Hypersensibilität, Depression, Reizbarkeit

Salz	Bezeichnung Potenz	Wirkung	Psyche
Nr. 6	Kalium sulfuricum D6	Leberentgiftungsmittel, Salz der »dritten Entzündungsphase«, Muskelsalz, Haut und Schleimhaut	Phlegmatiker, Abneigung gegen Gesellschaft, mangelnder Ehrgeiz und Selbstvertrauen, nicht gelebte Trauer
Nr. 7	Magnesium phosphoricum D6	Muskel-, Knochen-, Drüsen- und Krampfmittel; Salz für innere Organe; dient der Aufrechterhaltung des Säure-Basen-Gleichgewichts	unfähig, klar zu denken; nervös, angespannt
Nr. 8	Natrium chloratum D6	zuständig für den Wasserhaushalt, für alle Muskeln und Bänder; blutbildend, entgiftend	erst überdreht, dann schnell erschöpft; Selbstmitleid, weinerlich

Salz	Bezeichnung Potenz	Wirkung	Psyche
Nr. 9	Natrium phosphoricum D6	neutralisiert überschüssige Säuren, gegen Mitesser und Steinbildung	intolerant, sauer, gereizt; mangelndes Selbstwertgefühl bis hin zum Gefühl der eigenen Minderwertigkeit
Nr. 10	Natrium sulfuricum D6	Entgiftungsmittel, Anregung des Stoffwechsels und der Ausscheidung; Bauchspeicheldrüse, Leber- und Gallemittel; Durchfallmittel	Perfektionismus; müht sich mit schwerem Gewicht durchs Leben; Melancholie; mischt sich ein, weiß alles besser; »hört das Gras wachsen«
Nr. 11	Silicea D12	wirkt besonders auf das Bindegewebe, auf Haare und Nägel; Nervenmittel; fördert Aufbau und Wirkung der Leukozyten (weißen Blutkörperchen)	reizbare Schwäche, wenig klare Abgrenzung; bekommt leicht etwas in den »falschen Hals«

Salz	Bezeichnung Potenz	Wirkung	Psyche
Nr. 12	Calcium sulfuricum D6	Suchtmittel, Unfruchtbarkeit, wirkt gegen Eiterungsprozesse, bei allen chronischen Vorgängen; Rheuma	fühlt sich ausweglos, phantasielos in Bezug auf das eigene Leben, zu wenig Kreativität, richtungsweisend
Nr. 13	Kalium arsenicosum	für Haut, Schleimhaut; bei Schwächezuständen und Abmagerung	starres Weltbild, Ordnungsliebe, Zukunftssorgen, Misstrauen
Nr. 14	Kalium bromatum	wirkt auf Haut und Nerven; dient der Beruhigung	ständiger Meinungswechsel, Gedächtnisverlust, religiöse Wahnideen
Nr. 15	Kalium jodatum	Schilddrüsen- und Entzündungsmittel	Enttäuschung; Gefühl, verraten zu sein; Leben auf dem Weltbild anderer aufgebaut
Nr. 16	Lithium chloratum	Stoffwechselmittel; Nerven	Stimmungsschwankungen, schlechtes Namengedächtnis

Salz	Bezeichnung Potenz	Wirkung	Psyche
Nr. 17	Manganum sulfuricum	Antiallergikum, entzündungshemmend	Rachegedanken, Herrschsucht, Geltungsdrang
Nr. 18	Calcium sulfuratum	dient der Entgiftung; bei Abmagerung und Erschöpfung	extreme Ideen, Größenwahn
Nr. 19	Cuprum arsenicosum	bei Krämpfen, Koliken, Epilepsie, Nierenstörungen	Gefühl, sich verteidigen zu müssen; übernimmt in allen Konsequenzen die Rolle anderer – meist Kämpfer
Nr. 20	Kalium aluminium sulfuricum	bei Blutungen, Blähungskoliken; für das Nervensystem	fehlende Individualität, Angst vor Kontrollverlust
Nr. 21	Zincum chloratum	Diabetes mellitus Typ II, Stoffwechselerkrankungen, Nervenleiden, Immunstimulanz	Schuldgefühle, materialistische Grundhaltung, Furcht vor Blamagen
Nr. 22	Calcium carbonicum	gegen frühzeitige Alterung; bei Erschöpfungszuständen	fixiert auf seine (heile) Welt, schutzbedürftig

Salz	Bezeichnung Potenz	Wirkung	Psyche
Nr. 23	Natrium bicarbonicum	für Schlacken- und Säureabbau; Stoffwechselaktivierung	Selbstbeherrschung, Prinzipientreue
Nr. 24	Arsenum jodatum	bei Allergien, nässenden Ekzemen, Lungenerkrankungen	Panikattacken; Angst, verrückt zu werden
Nr. 25	Aurum chloratum natronatum	Mittel bei chronischen Krankheiten ohne Fieber, Frauenkrankheiten, melatoninbildend, rhythmusfördernd	Ungeduld, Jähzorn, Schlafwandeln
Nr. 26	Selenium	Zellschutzmittel; Krebsvorsorge, Diabetes mellitus Typ II	Depressionen; unsensibel, Desinteresse an der Umwelt, im Beruf sehr vergesslich
Nr. 27	Kalium bichromicum	für den Stoffwechsel, wirkt als Essbremse, auf Leber und Blutgefäße	Schwermut, keine Spontanität im Leben, Detailversessenheit

In diesen Fällen helfen die Salze

Die Biominerale sind bei folgenden Anwendungen erfolgreich:

- stabilisierend bei außergewöhnlichen Belastungen
- vorbeugend gegen unterschiedlichste Krankheitsanfälligkeiten
- Beschwerden, die im Zusammenhang mit Übersäuerung stehen
- Funktionsstörungen ohne organische Ursache (z.B. Regelbeschwerden, Kopfschmerzen, Krämpfe ...)
- nervösen Beschwerden, z.B. durch Aufregung oder Überforderung
- zur Regeneration bei schweren Erkrankungen, aber auch bei sogenannten banalen Infekten (Husten, Schnupfen, Heiserkeit ...)
- Entschlackung, Entgiftung, Übersäuerung
- psychischen Beschwerden leichterer Form
- Heißhungerattacken
- Alterungsprozessen
- Bindegewebsschwächen
- Heilungsstörungen
- Änderung von Glaubenssätzen und alten Verhaltensmustern

Und dies ist nur eine kleine Auswahl der vielen Einsatzgebiete der Mineralstoffe. Es lohnt sich, auszuprobieren und selbst zu experimentieren. Da die Biominerale keine Nebenwirkungen oder Wechselwirkungen mit anderen Medikamenten haben, sie auch nicht überdosiert werden können, da der

Körper, wenn er Symptome zeigt, im Mineral-Defizit ist, stellen diese Mittel die perfekte Hausapotheke dar.

So wirken die Salze

Alle diese Salze finden wir als wichtige anorganische Bestandteile in unserem Organismus. Dort werden sie, je nach Bedarf der verschiedenen Gewebearten, sowohl zusammengeführt als auch wieder abtransportiert. Im Blut sind sämtliche anorganischen und organischen Nährstoffe für alle Körperzellen und Gewebe enthalten: Wasser, Zucker, Fett, Eiweißstoffe, Fluor-Calcium, Kieselsäure, Eisen, Kalk, Magnesium, Natrium und Kalium. Letztere sind an Phosphorsäure, Kohlensäure, Schwefel oder Chlor gebunden.

In den feinsten Blutgefäßen des Körpers, dem Kapillarsystem, befindet sich gewissermaßen eine Sammelstelle, von der jeder Teil des Körpers – ganz nach Bedarf – das erhält, was er zu seinem Aufbau und Unterhalt benötigt. Hierzu zählen nicht nur die biochemischen Salze, sondern unter anderem auch Vitamine, Spurenelemente und Hormone (Botenstoffe). Von hier beziehen die Zellen die Grundbausteine zur Eiweißsynthese und zum Zellaufbau. Daraus entsteht wieder Gewebe wie Muskeln, Sehnen, Knorpel, Knochen.

In den Muskeln finden wir Kalium, Magnesium und Ferrum (Eisen), im Bindegewebe Fluor und Silicea (Kieselsäure), im Knorpel und in den Knochen Fluor, Calcium und Magnesium. In den Nerven und im Gehirn befinden sich Natrium und Magnesium, Calcium und Kalium. Diese Mineralsalze und noch einige andere Spurenelemente dienen als Vermittler der biochemischen Lebensabläufe. Sauerstoff, den wir mit der Luft einatmen, ermöglicht die energiespendenden Verbrennungsvorgänge beim Zellstoffwechsel. Daraus gehen in der Hauptsache Wasser, Milchsäure, Harnsäure, Ammoniak, Harnstoff und Schwefelsäure als Abbauprodukte hervor. Treten Störungen im Konzentrationsgefälle der einzelnen biochemischen Salze ein, sei es durch zu geringe Zufuhr oder durch gestörten Abtransport der verbrauchten Stoffe, besteht eine erhöhte Anfälligkeit für Krankheiten.

Es gibt unterschiedliche Darreichungsformen der Salze für den Körper (siehe auch Handelsformen auf S. 25). Die über die Mundschleimhäute zugeführten potenzierten Mineralien werden auch bei gestörter Darmflora optimal aufgenommen. Durch die hohe Verdünnung sind die biochemischen Mineralien exakt so aufbereitet, dass sie direkt dem Blut zugeführt werden können. Das Blut transportiert sie dann an den Ort der geringsten Konzentration im Körper, wo entsprechend der höchste Bedarf besteht. Über Reize im Körper wird nun der Organismus angeregt, aus der Nahrung die für ihn wichtigen Stoffe herauszuholen. Die Salze wirken in diesem Fall als Katalysatoren, also als Stoffe, die Reaktionen auslösen, aber selbst unverändert daraus hervorgehen.

Dr. Wilhelm Schüßler schreibt:

> »Das Mittel muss so verdünnt sein, dass seine frei gewordenen Moleküle durch das Epithel der Mundhöhle, des Schlundes und der Speiseröhre und durch die Wandungen der Kapillaren in das Blut treten können, und von dort diffundieren sie überallhin im Organismus. Ein Teil dieser diffundierenden Moleküle gelangt an den Krankheitsherd und bewirkt daselbst die Deckung des Defizits, welches die Ursa-

che der betreffenden Erkrankung ist. Sie bewirken eine lebhafte Molekularbewegung, in welche gleichartige Stoffe aus der Nachbarschaft treten. Diese Stoffe gelangen in die pathogen veränderten Zellen, und somit kommt Heilung zustande. Das biochemische Heilverfahren liefert dem Heilbestreben der Natur die demselben an betreffenden Stellen fehlenden natürlichen Mittel, die anorganischen Salze.«

Grenzen der biochemischen Heilmethode

Eine Frau aus Köln ist, seit sie meinen Kurs besuchte, eine begeisterte Anwenderin von Schüßlersalzen. Die bei ihr sichtbaren Erfolge sind wirklich überzeugend. Sie steckt mit ihrer Begeisterung auch ihre Familienmitglieder an. Dass die Anwendung der Salze ihre Grenze hat, hatte ich im Kurs gesagt, auf die folgende Variante wäre ich allerdings nicht gekommen!

Die Teilnehmerin schrieb mir folgende Geschichte: Die Freundin ihres Sohnes erzählte, dass sie ihrer Schwägerin von der phantastischen Veränderung der Mutter ihres Freundes berichtet habe. Die Schwägerin hätte schon beim Kaffeeklatsch davon gehört, wie gut und einfach Schüßlersalze helfen sollen. Auch einige Damen hätten davon berichtet, wie toll sie wirkten, wenn sie sich müde und antriebslos fühlen. Sie würden dann die *Nr. 5* nehmen, danach würden sie dann voller Power Fenster putzen. Die Fenster seien noch nie so schnell sauber gewesen.

Daraufhin ging die Schwägerin auf dem Weg nach Hause noch bei der Apotheke vorbei und besorgte sich die *Nr. 5* –

Kalium phosphoricum. Sie hat sie dann ins Putzwasser gegeben. Gegenüber der Freundin des Sohnes äußerte sie dann, die Fenster seien keinesfalls schneller geputzt gewesen, und sauberer wären sie auch nicht!

Also, Schüßlersalze helfen nicht im Putzwasser, aber sie helfen, mehr Energie zum Putzen zu haben.

An dieser Stelle möchte ich noch einmal ausdrücklich darauf hinweisen:

Dieses Buch ersetzt nicht den Arztbesuch bei ernsthaften Erkrankungen. Bei Unfällen, lebensbedrohlichen Erkrankungen und starken Schmerzen ist auf jeden Fall ein Heilpraktiker oder Arzt hinzuzuziehen. Sollten die Beschwerden nach drei Tagen nicht deutlich abgeklungen sein, ist ebenfalls ein Heilkundiger aufzusuchen.

Schüßlersalze bewirken für Seele, Geist und Körper eine Menge, sie sind jedoch kein Allheilmittel!

Durch Schüßlersalze können zusätzliche Therapien der Naturheilkunde, aber auch die Schulmedizin in ihrer Wirkung unterstützt werden. Die Informationen des Buches dienen der Gesunderhaltung. Insbesondere bei Unwohlsein, bei dem man sich weder richtig krank noch richtig gesund fühlt und keinen Arztbesuch für erforderlich hält, können Biomineraltabletten ausgezeichnete Helfer sein. Sie dienen der Steigerung der Lebensqualität und der Minderung der Störungen, denen man heute auch umweltbedingt ausgesetzt ist.

Wenn sie beizeiten und in größeren Mengen verabreicht werden (8 bis 12 Pastillen pro notwendiger Sorte täglich können Cortison- und Antibiotikumgaben durchaus verhindert werden. Schüßlersalze helfen, wenn sie als Pastillen/Dilution eingenommen oder als Salbe aufgetragen werden. Sie können auch in größeren Mengen in außergewöhnlichen Bedarfszeiten eingenommen werden.

Da es weder Nebenwirkungen noch Wechselwirkungen mit anderen Mitteln gibt und sie auch nicht »falsch« oder überdosiert genommen werden können, sind Schüßlersalze die ideale Hausapotheke, besonders für Kinder, Haustiere, aber auch Pflanzen.

Schüßlersalze helfen bei vielen »Zipperlein«, da diese Erscheinungen meistens durch Mineralmangel verursacht sind.

Einnahme und Dosierung

Für die Ergänzungsmittel gelten bezüglich der Einnahme einige andere Regeln als für die Salze 1 bis 12.
Meist erweist sich die Anwendung der Salze 1 bis 12 als ausreichend. Dennoch stellen die Mittel 13 bis 27 eine wertvolle Ergänzung dar, vor allem wenn die Salze 1 bis 12 keine befriedigende Änderung ergeben.
Da es zu den einzelnen Salzen bisher nur wenige Forschungsergebnisse gibt, sind für die Ergänzungsmittel bisher auch entsprechend wenige antlitzdiagnostische Zeichen bekannt. Bevor also die Ergänzungsmittel verwendet werden, sollten die Informationen zu dem jeweiligen Salz genau durchgele-

sen werden. Zeigen sich antlitzdiagnostisch die Mineralmängel, dann ist das entsprechende Salz auf jeden Fall mit einzunehmen. Gibt es jedoch keine Hinweiszeichen, wird nur das Mittel ausgewählt, bei dem mehrere Symptome zutreffen. Nur dann sollte das Ergänzungsmittel auch zum Einsatz kommen. Die Dosierung bleibt hier mit 3-mal 2 bis 3-mal 4 Pastillen vergleichsweise niedrig.

Für die Biominerale gilt:
Trauen Sie sich, mit den Biomineralien zu experimentieren. Sie können sie **nicht überdosieren,** und sie haben auch **keine Nebenwirkungen.** Sie vertragen sich mit allen anderen Behandlungen und unterstützen diese sogar.

Es gibt zwar manchmal Erstreaktionen, aber die hat bisher jeder meiner Patienten und Teilnehmer gut überstanden. Hinterher ging es allen besser. Nur Mut!

Dr. Schüßler vertrat die Ansicht, dass es ausreicht, nur ein Mineralsalz zu verabreichen – und zwar jenes, das dem jeweiligen Konstitutionstyp entspricht (ausführlichere Informationen dazu finden Sie in meinem Buch »Gesund durch Schüßler-Salze«, siehe Literatur).
Da heutzutage jedoch die Belastungen vielfältiger und höher sind, ist der Bedarf im Vergleich zur Zeit Dr. Schüßlers deutlich gestiegen.

Grundsätzliches zur Einnahme

Doch zunächst einige grundsätzliche Hinweise, wie Sie mit den Schüßlersalzen am besten umgehen:

- Die Biomineralien sollten nicht *unmittelbar* vor dem Essen, sondern am besten etwa 20 Minuten danach eingenommen werden.
- Die Wirkung wird um etwa ein Viertel gemindert, wenn Sie die Biomineralien mit einem Getränk herunterspülen oder auflösen. Kauen Sie den Schluck Wasser wie einen guten Wein, damit die Mineralien über die Mundschleimhaut aufgenommen werden.
- Die Mineralsalze bitte nicht mit Metall in Verbindung bringen, sondern z. B. zum Umrühren nur einen Holz- oder Plastiklöffel verwenden. Auch sollten Sie die Biomineralien nicht in Metalldosen aufbewahren, denn Metall beeinträchtigt die Wirkung.
- Wenn die Biomineralien in trockener, kühler, lichtgeschützter und geruchsfreier Umgebung aufbewahrt werden, ist ihre Haltbarkeit nahezu unbegrenzt.

Grundsätzlich gibt es bei der Dosierung keine Regel, wie sie bei den allopathischen (schulmedizinischen) oder homöopathischen Mitteln bestehen, z. B. dreimal täglich, da die Biomineralien die Zellen auf andere Art beeinflussen.
Über die Einnahmemengen der Salze gibt es in der Literatur sehr unterschiedliche Angaben. Je nachdem, ob die Autoren eine homöopathische Ausrichtung haben oder ob sie den biochemischen Gedanken der Substitution verfolgen, variieren die Dosierungsangaben. Die von mir genannten Mengen sind Erfahrungswerte aus meiner praktischen Arbeit mit den Salzen.
Grundsätzlich gilt:

- Bei der Einnahme können mehrere Biomineralien ungeachtet ihrer Wirkstoffe kombiniert werden. Die einzelnen Bestandteile werden an die Stellen im Organismus befördert, an denen die geringste Konzentration an Mineralsalzen herrscht beziehungsweise der Bedarf am höchsten ist.
- Die Pastillen sollten möglichst lange im Mund behalten werden, da sie bereits hier über die Schleimhaut vom Körper aufgenommen werden und zu wirken beginnen. In akuten Fällen nimmt man alle 5 Minuten 1 bis 2 Tabletten, in chronischen Fällen 3- bis 6-mal täglich 1 bis 3 Tabletten.
- Vorbeugend reichen üblicherweise 6 bis 10 Pastillen pro Biomineral pro Tag.
- Akute Zustände zeigen momentan hohe Mineralbedarfssituationen, die kurzfristig viel Substanz verlangen, d. h. alle 5 Minuten eine Pastille, bis die Symptome verschwinden. Danach sind die Einnahmezeiträume zu verlängern.
- Große Schwäche ist ebenfalls ein akuter Zustand, der vorübergehend einen hohen Bedarf anzeigt. Auch dieser Zustand verlangt hohe Gaben in kurzer Zeit. In diesem Fall auch alle 5 Minuten eine Pastille nehmen, bis die Symptome verschwinden.
- Chronische Zustände sollten mit kleinen, aber regelmäßigen Gaben behandelt werden. Der Einnahmezeitraum ist hier bei 6 bis 24 Monaten anzusetzen. Als tägliche Dosis sind 6 bis 12 Pastillen zu empfehlen. Die Folge ist, dass die Regeneration schneller einsetzt und sich somit das Allgemeinbefinden bald bessert.
- Kinder bis 6 Jahre lutschen bei chronischen Beschwerden

täglich 1 Pastille pro Lebensjahr, von 7 bis 12 Jahren je nach Intensität der Beschwerden 4 bis10 Pastillen täglich. Ab 45 kg Körpergewicht kann die normale Erwachsenendosis von 6 bis 12 Pastillen verabreicht werden. Bei akuten Beschwerden wird auch hier alle 5 Minuten eine Pastille verabreicht.

- Für Säuglinge kann eine Pastille zerrieben und vom Finger gelutscht oder ins Fläschchen gegeben werden, oder das Pulver wird dem Kind direkt auf die Zunge gelegt.

Besonderheiten der Salze 13 bis 27:

Ergänzend zu den grundsätzlichen Regeln werden im chronischen Fall nicht mehr als 12 Pastillen täglich eingenommen. Bei akutem Bedarf kann alle 30 Minuten eine Pastille genommen werden.
Die Mittel sollten aus der Beschreibung der Symptome oder über den Fragebogen ab S. 216 ermittelt werden. Wenn möglich, werden nicht mehr als 3 Ergänzungssalze kombiniert. Sollten mehrere nötig sein, kann das im täglichen Wechsel erfolgen.

Die »Schrotschussmethode«

Eine Möglichkeit der Einnahme ist die sogenannte »Schrotschussmethode«. Je nach Ausprägung des Mangels werden die verschiedenen Salze zu einer Tagesdosis zusammengestellt. Sie geben alle Pastillen in eine Dose (bitte keine Metalldose!) und »knabbern« die Ration (6–12 Pastillen auf einmal) über den Tag verteilt – die Dose muss am Abend leer sein. Es erübrigt sich dabei, nach der Methode »3-mal täglich« vorzugehen.

Das ist so einfach, dass es für jeden – auch für Berufstätige oder nachlässige Patienten – durchführbar ist.

Täglicher Wechsel der Biomineralien

Eine weitere Möglichkeit besteht darin, jeden Tag nur ein bestimmtes Salz zu nehmen und am nächsten Tag zu wechseln.
Dem Körper wird damit die Gelegenheit gegeben, sich intensiv mit einem bestimmten Salz auseinanderzusetzen. So können Sie die Reaktion auf jedes einzelne Mineral leichter nachvollziehen.

Einschleichen

Bei besonders sensiblen Menschen oder solchen, die eventuell eine Milcheiweißunverträglichkeit haben, kann eine einschleichende Dosierung helfen.
Einschleichen bedeutet: Man nimmt 5 bis 7 Tage lang 1 bis 2 Pastillen täglich von einem Biomineral, im Anschluss 5 Tage lang bis zu 6 Pastillen; in der dritten Woche sollte die Höchstmenge dieses Minerals (bis zu 12 Stück täglich) erreicht werden. Erst wenn man mit der Einnahme eines Salzes diese Schlussphase erreicht hat, kann ein weiteres zugeführt werden.

Cocktail

Unter Cocktail ist eine Pastillenmischung zu verstehen, die mit ½ Tasse kochendem Wasser übergossen und so heiß wie möglich getrunken wird.
Die am häufigsten als Cocktail verwendeten Biominerale sind *Nr. 2* – Calcium phosphoricum D6 und *Nr. 7* – Magne-

sium phosphoricum. Sie lassen sich zur Beruhigung und gegen Schmerzen auch mit *Nr. 19* – Cuprum arsenicosum und *Nr. 21* – Zincum chloratum kombinieren.

Die Ergänzungsmittel

Antlitzanalytisch sind die Ergänzungsmittel bisher wenig erforscht. Daher sollte beim Einsatz der Ergänzungsmittel auf der Symptom-Ebene nur das Salz angewendet werden, bei dem mehrere Symptome zutreffen. Die Dosierung sollte niedriger angesetzt werden als bei den Salzen 1–12 und nicht mehr als 3-mal 2 bis 3-mal 4 Pastillen in Abhängigkeit der Intensität der Symptome eingenommen werden.

Es gibt viele Merkmale, die Hinweise auf den Mineralbedarf darstellen. Die Ergänzungsmittel werden daher nach folgenden Kriterien und Schema vorgestellt:

Allgemeine Beschreibung

In diesem Abschnitt wird das jeweilige Salz in Bezug auf Wirkung und Vorkommen im Körper beschrieben.

Körperliche Merkmale

Der Mangel eines Salzes ruft spezielle Symptome hervor. Daraus ergeben sich spezifische Bereiche, bei denen das Biomineral speziell eingesetzt werden kann. Im Allgemeinen ist das die Methode, die der Laie am besten durchführen kann. Zur Unterstützung finden Sie ab Seite 216 zu jedem Salz einen Fragebogen, der verschiedene charakteristische Kriterien des Minerals beleuchtet. Für die Beantwortung der Fragen ist es wichtig, dass das Augenmerk auf die Symptome der *letzten Woche* gerichtet ist. Durch das Addieren der Kreuze in dem Feld »trifft zu« erhalten Sie die Anzahl der Pastillen, die Sie einnehmen sollten.

Konstitutionstyp

Menschen sind bei den Schüßlersalzen vom Typ her oft bestimmten Salzen zuzuordnen, weil sie in ihrer Art und Symptomatik die Charakteristik des Salzes widerspiegeln. Hierbei spricht man vom Konstitutionstyp. Anhand von Grafiken sind in diesem Abschnitt die konstitutionellen Merkmale dargestellt.
In der weiteren Auflistung finden Sie die Erkrankungen, bei denen das Mineral bisher erfolgreich eingesetzt wurde.

Kombinationsmöglichkeiten für körperliche Symptome

Die Hauptmittel sind mit bestimmten Ergänzungsmitteln kombinierbar. In diesem Abschnitt ist beschrieben, welche Mittel zu dem besprochenen Biomineral passen.

Äußerliche Kennzeichen

Die meisten Biominerale haben spezifische Merkmale, die sich im Gesicht, auf der Zunge oder in Form besonderer Ausscheidungen zeigen. In diesem Absatz finden Sie die äußerlichen Merkmale, die Ihnen helfen, das Mineral besser von den anderen (in der Anwendung ähnlichen) Salzen abzugrenzen.

Besonderheiten

Viele der Beschwerden, die durch einen Biomineralmangel verursacht sind, unterliegen bestimmten Modalitäten. Es gibt

Beschwerden, die unter Wärmeeinwirkung deutlich besser werden, andere, die sich beim Genuss von kalten Getränken verstärken. Ebenso erhöhen bestimmte Verhaltens- und Ernährungsweisen den Bedarf. In diesem Abschnitt finden Sie zu dem jeweiligen Mineral die Besonderheiten, die das Salz von anderen, ähnlichen Mineralen abgrenzt. Außerdem erhalten Sie Hinweise zu möglichen Verhaltensänderungen, um den Abbau Ihrer Depots zu drosseln, und zu Nahrungsmitteln, in denen dieses Mineral vorkommt.

Nr. 13 – Kalium arsenicosum

**Wirkt besonders an der Haut;
Nerven, Nieren und Schleimhäuten erhält es die Zellkraft**

Nr. 13 – Kalium arsenicosum setzt sich zusammen aus dem bei den Schüßlersalzen häufig vorkommenden Kalium und dem für den Körper in groben Dosen giftigen Arsen. Die Dosierung des Arsens ist hier jedoch gering, so dass es als Spurenelement dient und heilend wirkt. Seit langem schon werden homöopathische Verbindungen mit Arsen zur Behandlung von Abmagerung und Hautleiden verwendet. Diese Anwendung deckt sich mit der der Biochemie. Dieses Biomineral ist besonders in kreatinhaltigem Gewebe wie Gehirn, Nieren, Leber, quergestreifter Muskulatur, Unterleibsorganen sowie Schilddrüse, Haaren und Haut vorhanden und fördert deren Funktion. Es wirkt bakterienhemmend, da es durch seinen Einfluss auf die biochemischen Vorgänge bei der Oxidation bei Entzündungen die Vermehrung verlangsamt. Arsen ist zusätzlich an vielen Stoffwechselvorgängen beteiligt. Es verlangsamt den Stoffwechsel, was vor allem bei der Behandlung der Schilddrüsenüberfunktion eine wichtige Therapiemaßnahme ist.

KÖRPERLICHE MERKMALE

Besonders bei chronischen Beschwerden mit heftigem quälenden Juckreiz hat sich dieses Biomineral bewährt.
Weitere Anwendungsgebiete sind Neuralgien, Lähmungen und andere Schwächezustände der Nerven, aber auch Er-

schöpfung mit Blutarmut und Abmagerungszeichen. Bei Blähungen mit anschließenden wässrigen Durchfällen, aber auch bei anderen Verdauungsbeschwerden, wie z.B. brennenden Magenschmerzen, hat sich Kalium arsenicosum bewährt. Weitere Einsatzbereiche können Ödeme (Wasseransammlungen im Gewebe), Brennen im Hals oder Brennen und Taubheit der Zunge sein. Sollte sich dieses Symptom zeigen, ist ebenfalls an Vitamin-B- und Folsäuremangel zu denken. Ebenso hat *Nr. 13* bei Unruhe, Nervosität und Schlaflosigkeit gute Wirkung gezeigt. Nervöse Herzbeschwerden und Herzrasen werden gelindert, so dass sich die angstverursachenden Herzprobleme nicht weiter steigern.

KONSTITUTIONSTYP

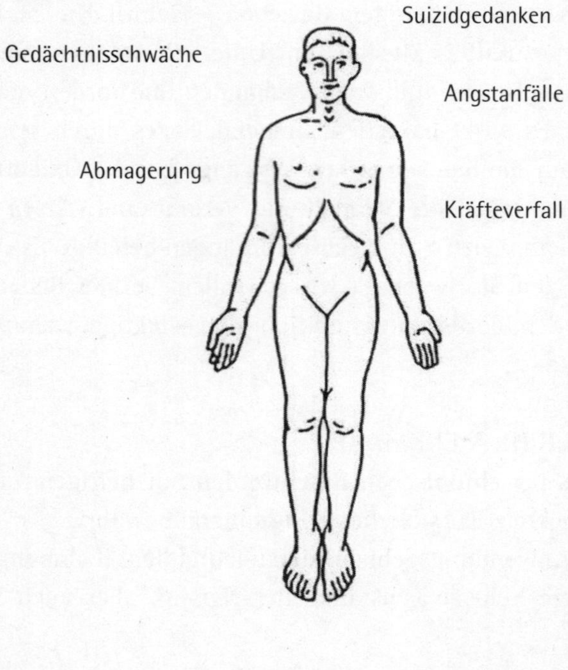

Dies sind die Anwendungen, bei denen *Nr. 13* – Kalium arsenicosum bisher erfolgreich eingesetzt wurde.

Allgemein	Bleichsucht, brennende Schmerzen; wirkt stärkend beim Verlust der Lebenskräfte und bei Schwächezuständen
Atemtrakt	Asthma, ätzende Entzündung der Schleimhäute, Heiserkeit, Kehlkopfentzündung, Kitzelhusten, Mandelentzündungen; Schnupfen mit Absonderung, durch die die Nase brennt
Augen	Bindehautentzündung
Haut	Hautleiden (chronische Hauterkrankungen mit heftigem Juckreiz); Hautverdickungen, Psoriasis, schuppende Hautausschläge; schwer zu beeinflussende juckende Ekzeme
Herz und Kreislauf	Fettherz, Herzangst, Herzinsuffizienz, Herzklopfen; Lymphdrüsenerkrankungen, niedriger Blutdruck, Ödeme der Füße
Knochen/Gelenke	dämpft übermäßigen Substanzverbrauch, härtet Knochen, lindert Knochenschmerzen; bei Krämpfen (besonders an den Oberschenkeln und Waden); stärkt das Stütz- und Bindegewebe; bei Muskelzucken, Rheuma sowie Schwächegefühl in Muskeln und Gelenken

Nervliche Belastung	Epilepsie, Krämpfe, Lähmungen; Müdigkeit, Nervosität, Neuralgien, Reizbarkeit, Schlaflosigkeit; Schmerzen durch Hexenschuss und Ischias, reduzierte Reflexe, Überreiztheit
Psyche	Empfindlichkeit, Niedergeschlagenheit; Wechsel des Tag-Nacht-Rhythmus
Stoffwechsel/Drüsen	Abmagerung, Akromegalie (verstärktes Wachstum von Kopf, Nase, Mund, Händen, Füßen); Bauchspeicheldrüsenschwäche, Gigantismus, Minderwuchs; Schilddrüsenprobleme
Urogenitaltrakt	Geburt, Menstruationsstörungen, Nierenentzündung, Stillen, unerfüllter Kinderwunsch (bei Männern und Frauen), vorbeugend gegen Schwangerschaftsstreifen
Verdauungsorgane	Afterbrennen, beugt Karies vor; bei Magen- und Darmentzündungen, Brechdurchfällen, Darmschmerzen, Meteorismus; bei raschem Kräfteverfall durch Sommerdurchfälle (besonders bei Kindern), schlechtem Zahnschmelz, wässrigen Durchfällen

KOMBINATIONSMÖGLICHKEITEN FÜR KÖRPERLICHE SYMPTOME

Nr. 1 – Calcium fluoratum D12: knochenstärkend

Nr. 2 – Calcium phosphoricum D6: wirkt grundumsatzsenkend

Nr. 3 – Ferrum phosphoricum D12: blutbildend
Nr. 5 – Kalium phosphoricum D6: Herzstörungen, Nervenschwäche
Nr. 8 – Natrium chloratum D6: Zellspülung
Nr. 11 – Silicea D12 : Hautreinigung, festigt das Gewebe

PSYCHISCHE ZEICHEN DES MINERALBEDARFS

Ein Mangel an Kalium arsenicosum zeigt sich durch Unruhe und dadurch, dass sich Betroffene ständig Sorgen machen. Außerdem neigen sie zu einem übertriebenen Ordnungssinn und sind unfähig, neue Strukturen anzunehmen. Durch Störungen in ihrer Routine sind sie schnell irritiert. Schon einen Fleck auf der Couch können sie nicht ertragen. Sie reagieren mit Aggressionen. Werden diese nicht als Hilferuf verstanden, tendieren sie dazu, abzustumpfen und sich mit Suizidgedanken zu beschäftigen. Auch Gedächtnisschwäche kann durch den Mangel an *Nr. 13* – Kalium arsenicosum ausgelöst sein.

SEELISCH-GEISTIGER HINTERGRUND

Der Bedarf an *Nr. 13* – Kalium arsenicosum zeigt sich durch fehlendes Vertrauen. Das äußert sich z. B. durch Angstanfälle. Die Betroffenen neigen dazu, ständig alles kontrollieren zu wollen. Was sie nicht kontrollieren können, bereitet ihnen Angst. Durch Kontrolle halten sie ihre Balance. Angst ist auch der Motor, der sie vorantreibt. Wenn man sie fragt, wovor sie Angst haben, antworten sie: vor der Zukunft, um die Gesundheit, um die Familie; sie fürchten aber auch, von der Familie betrogen oder beraubt zu werden.

ÄUSSERLICHE KENNZEICHEN

Bei einem ausgeprägten Mangel an *Nr. 13* – Kalium arsenicosum zeigt das Gesicht deutlich dunkle, blaue Augenränder und Schwellungen unter den Augen, an Wangen und Lippen. Der Betroffene neigt zu schmalen Wangen, schuppigen Haaren und Ekzemen sowie anderen Veränderungen der Haut, die teilweise mit heftigem Juckreiz einhergehen. Im Gesicht und an den Händen oder Armen zeigen sich deutliche Kratzspuren. Es wird auch vom Brennen und Taubheitsgefühl der Zunge berichtet.

BESONDERHEITEN

Wer an *Nr. 13* – Kalium-arsenicosum-Mangel leidet, hat eine empfindliche Solarplexus-Region (Oberbauch) und schläft häufig mit den Händen auf dem Herzen. Er empfindet eine Abneigung gegen Gesellschaft. Bei fallendem Luftdruck und Wetterwechsel zeigt sich eine Empfindlichkeit gegen Kälte. Der Patient klagt über stärkere Gelenkschmerzen.

Die Beschwerden werden im Gehen, bei Wärme, bei Stress und nachts schlimmer. Sie gehen oft mit Ängsten und Unruhe einher. Die Betroffenen beschreiben häufiges Erwachen zwischen ein und vier Uhr, Berührung oder plötzliche Geräusche lassen den Körper erzittern. Die Betroffenen werden nie richtig warm, nicht einmal im Sommer. Allerdings verbessert sich das Befinden an Regentagen. Der Tagesbedarf kann mit Nahrungsmitteln wie z.B. Algen, Fisch, Gurken, Kartoffeln, Lebertran, Linsen, Nüssen, Pilzen, Roggenbrot, Schalentieren, Sojabohnen, Spinat oder weißen Bohnen gedeckt werden.

Nr. 14 – Kalium bromatum

Durch die Beeinflussung des Lymphsystems entlastet es die Schleimhäute. Es hat jedoch auch eine starke Wirkung auf Haut und Nerven.

Brom ist in endokrinen Drüsen, Haut, Hoden, Knochenmark, Leber, Mageninnenwand, Nebennieren, Nerven und Schilddrüse nachweisbar, hat jedoch seinen stärksten Bezug zum Nervensystem und den Drüsen. Es hat die Eigenschaft, Chlor als Ion zur Ausscheidung über die Nieren zu drängen. In der Schulmedizin wird Brom zur Beruhigung verabreicht.

Dieses Mineral wird auch gerne bei Schilddrüsenstörungen angewendet, besonders bei der Überfunktion. Durch die Beeinflussung der Lymphe entlastet *Nr. 14* – Kalium bromatum auch die Schleimhäute.

Wenn die »Heiße 7« (*Nr. 7* – Magnesium phosphoricum) im Einsatz gegen Unruhe versagt, aber auch bei Schlaflosigkeit und Kopfschmerzen, wird Kalium bromatum eingesetzt. Kinder, die schlecht einschlafen, reagieren besonders gut auf dieses Mineral. (In diesem Fall 3 bis 4 Pastillen kurz vor dem Schlafengehen einnehmen lassen, ggf. nach 20 Minuten noch einmal wiederholen.)

KÖRPERLICHE MERKMALE

Generell wirkt dieses Mineral bei allen nervösen Organstörungen, besonders der Schilddrüse und des Atemtrakts (nervöses Asthma), sowie bei nervösen Sehstörungen. Das Biomineral wirkt allgemein beruhigend und hilft auch bei nervösen Schlafstörungen.

Nr. 14 – Kalium bromatum wird jedoch ebenso bei stark ausgeprägter Schläfrigkeit und starker Schwäche eingesetzt. Gleichzeitig wirkt es entzündungshemmend für die Haut und Schleimhaut. Daher wird es auch bei Ekzemen und Akne ergänzend verordnet. Bei Funktionsstörungen der Schilddrüse, vor allem bei Schilddrüsenüberfunktion und deren Folgebeschwerden wie Unruhe, Bluthochdruck und Abmagerung, Morbus Basedow, ist auch Kalium bromatum zu empfehlen. Übersteigerte oder erloschene Libido sind weitere Bereiche, bei denen dieses Biomineral hilfreich ist.

KONSTITUTIONSTYP

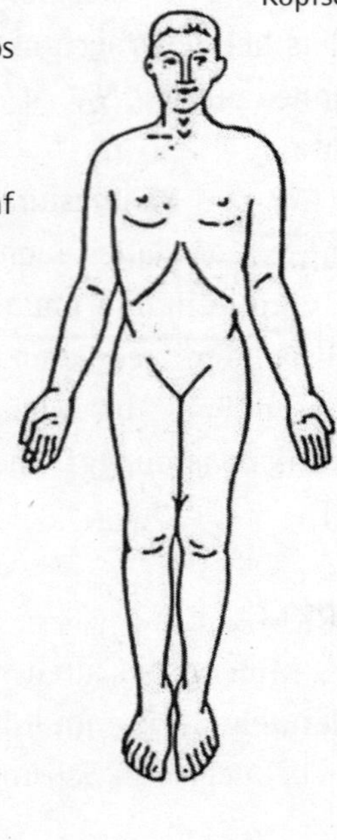

Dies sind die Anwendungen, bei denen *Nr. 14* – Kalium bromatum bisher erfolgreich eingesetzt wurde.

Allgemein	Schlafstörungen
Atemtrakt	Asthma, Bronchitis; chronisch eitrige Schleimhautkatarrhe, Entzündungen der Eustachischen Röhren (Tubenkatarrh), Keuchhusten, Mandelentzündung; nervös bedingter Reizhusten, nervöse Schleimhautreizungen, Stirnhöhlenentzündung; Taubheitsgefühl im Rachen, trockener ermüdender Husten (besonders nachts)
Augen	Lichtempfindlichkeit, nervöse Sehstörungen
Haut	Hautausschlag, Pickel, Psoriasis, Schleimhautentzündungen, Pubertätsakne/borkenbildende Akne
Nervliche Belastung	geistige Müdigkeit; Hirn und Rückenmarksreizungen, Melancholie, Migräne nach Erregung; multiple Sklerose, Muskelzuckungen, Nervenschwäche, Nervosität, Neuralgien
Psyche	Beruhigungsmittel bei Erregungszuständen, Depressionen, Gedächtnisverlust, Wortfindungsstörungen
Stoffwechsel/Drüsen	Drüsenstörungen, vor allem der Schilddrüse (Morbus Basedow)
Urogenitaltrakt	Bettnässen durch emotionale Störungen; Eierstockzysten, Impotenz,

	Menstruationsbeschwerden, Schwangerschaftserbrechen; Störungen im sexuellen Verlangen
Verdauungsorgane	Darmkatarrhe mit vermehrtem Speichelfluss, Magenschleimhautentzündung, Schluckbeschwerden, Zahnungskrämpfe

ÄUSSERLICHE KENNZEICHEN

Menschen mit hohem Kalium-bromatum-Mangel sind auffallend nervös und ständig mit nervösen Händen und Füßen in Bewegung. Sie haben große pulsierende Pupillen und vorstehende Augäpfel. Auch bei Akne ist an den Einsatz von *Nr. 14* – Kalium bromatum zu denken.

KOMBINATIONSMÖGLICHKEITEN FÜR KÖRPERLICHE SYMPTOME

Nr. 5 – Kalium phosphoricum D6: nerven- und herzstärkend
Nr. 6 – Kalium sulfuricum D6: Ausleitung und Leberstärkung
Nr. 7 – Magnesium phosphoricum D6: schlaffördernd, entkrampfend, beruhigend
Nr. 11 – Silicea D12: hautreinigend
Nr. 12 – Calcium sulfuricum D6: ausleitend
Nr. 15 – Kalium jodatum: schilddrüsenausgleichend

PSYCHISCHE ZEICHEN DES MINERALBEDARFS

Der Mangel an *Nr. 14* – Kalium bromatum zeigt sich durch Umtriebigkeit, nervöse Unruhe bis hin zum inneren Vibrieren. Äußerlich wirken die Betroffenen jedoch antriebslos und erschöpft. Wenn sie im aktiven Zustand sind, kann die Unruhe bis zur suizidalen Manie führen. In diesem Zustand sind sie nicht in der Lage, sich verbal auszudrücken. Eine wichtige Wirkung von Kalium bromatum ist die Beruhigung bei psychischer Erregung, gleichzeitig aber auch die Stimulation bei psychischer Erschöpfung. Melancholie, Gedächtnisverlust, Wahnvorstellungen, religiöse Depressionen und Angst vor der Zerstörung der unmittelbaren Umwelt sowie Einbildung von Verschwörungen gegen die eigene Person sind weitere Hinweise, dass dieses Funktionssalz verabreicht werden sollte.

SEELISCH-GEISTIGER HINTERGRUND

Der Kalium-bromatum-Typ hat feste Weltanschauungen, die jedoch durch drohende Gefahren leicht ins Wanken geraten können. Mit dieser Einstellung könnte man ihn als »Wendehals« bezeichnen. Was gerade noch voller Überzeugung vertreten wurde, hat im nächsten Moment schon keine Gültigkeit mehr. Dieser Mensch erschafft seine Wahrheit jede Minute neu. Das macht ihn für seine Umwelt schwierig. Auch er selbst ist hin- und hergerissen zwischen den eigenen Ansprüchen, den Bedürfnissen des Körpers und der Realität.

BESONDERHEITEN

Herrscht ein Mangel dieses Mineralsalzes, wird Wärme von den Betroffenen schlecht vertragen. Die Beschwerden werden bei unruhigem Schlaf und bei Hitze schlimmer. Besserung wird empfunden, wenn sie sich beschäftigen. Verdauungsbeschwerden gehen meist mit starkem Durst einher. Ebenso kann es bei beiden Geschlechtern eine übersteigerte Libido senken. Wenn man Kalium bromatum verwendet, sollte möglichst wenig Kochsalz gegessen werden, da es die Wirkung von Kalium bromatum vermindert. Der Tagesbedarf kann mit Nahrungsmitteln wie z. B. Gurken, Kartoffeln, Linsen, Nüssen, Sojabohnen oder weißen Bohnen gedeckt werden.

Nr. 15 – Kalium jodatum

Wirkt auf die Schilddrüse, verengte und verhärtete Gefäße sowie bei scharfen Absonderungen von Katarrhen

Bei *Nr. 15* – Kalium jodatum steht der Einsatz der Jodkomponente im Vordergrund. Es ist *das* Mittel zur Behandlung der Schilddrüse. Es kommt jedoch in nahezu allen Zellen vor. In relativ hoher Konzentration ist es in Bauchspeicheldrüse, Dünndarm, Gebärmutter, Gefäßen, Haaren, Haut, Lymphdrüsen, Magen, Milz, Nieren und Nebennieren, Nägeln und Prostata zu finden. Seine Wirkung bezieht sich jedoch vor allem auf Binde- und Fettgewebe, Drüsen, Nerven sowie Herz und Leber. Ferner verbessert es die Abwehrkräfte, wirkt bei Katarrhen und scharfen Sekreten, aber auch bei verhärteten oder verengten Gefäßen. Es reguliert den Blutdruck, fördert Verdauung und Appetit und regt Hirn und Herz an.

KÖRPERLICHE MERKMALE

Kalium jodatum ist wegen seiner Jodkomponente ein wichtiges Salz zum Ausgleich der Schilddrüse. Es kann bei Über- und Unterfunktion eingesetzt werden. Dieses biochemische Salz beeinflusst die Blutzusammensetzung, reguliert den Blutdruck und dient der Anregung der Gehirn- und Herztätigkeit. Zudem reguliert es Stoffwechsel und Verdauung. Kalium jodatum hat auch eine ausgeprägte Wirkung auf Überreaktionen der Nerven, beispielsweise bei Neuralgien wie Ischias oder Trigeminusneuralgie. Darüber hinaus wird es bei rheumatischen Gelenkschwellungen, pochendem Kopfschmerz sowie Schmerzen in Kreuz- und Steißbein eingesetzt.

KONSTITUTIONSTYP

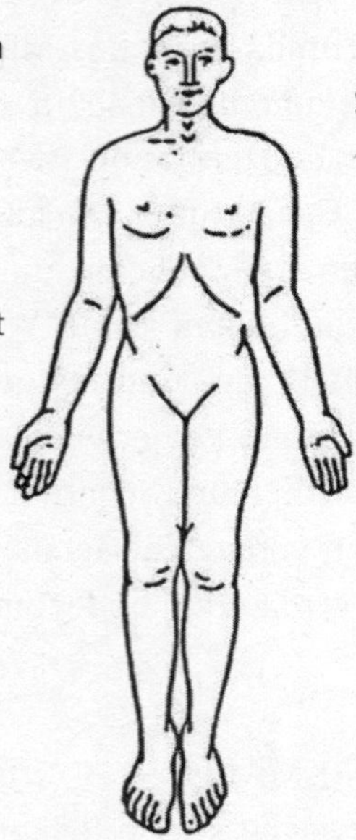

Dies sind die Anwendungen, bei denen *Nr. 15* – Kalium jodatum bisher erfolgreich eingesetzt wurde.

Allgemein	Abwehrschwäche, allgemeine Schwäche, Alterserscheinungen
Augen	Bindehautentzündung, Entzündungen

	im Bereich der Augen, Hornhautentzündung
Atemtrakt	Bronchitis, Erstickungsgefühl, Halsentzündung; bei Knötchen im Rachen, krampfhaftem Räuspern, ständigem Niesen, Schmerz in der Nasenwurzel; Schnupfen, der im Freien schlimmer wird
Haut	Akne, chronische Hautentzündungen, Geschwüre, Haarausfall; Juckreiz, besonders zwischen ein und vier Uhr nachts; Pickel
Herz und Kreislauf	Arteriosklerose, Bluthochdruck, Herzrhythmusstörungen, Herzschwäche, Lymphknotenschwellungen, nervöse Herzbeschwerden, Ödeme; Wallungen zum Kopf mit pochendem Kopfschmerz
Knochen/Gelenke	Gelenkerguss, Gelenkschwellungen, Hexenschuss, Knieschwellungen, Knochenentzündung, Knochenhautentzündung, rheumatische Gelenkentzündung; rheumatoide Schmerzen in Nacken, Kreuz und Rücken; Störungen am Bandapparat des Knies
Nervliche Belastung	Depressionen; Ischialgie mit ausstrahlendem Schmerz in die Beine; Kopfschmerzen, Nachtschweiß, Nervosität, Neuralgien; Ohrengeräusche (nicht bei Gehörsturz!), Schlafsucht, Schwindel, Trigeminusneuralgie

Psyche	Härte; Nervosität, die zu ständigen Bewegungen veranlasst; Reizbarkeit, Ruhelosigkeit, Strenge, Traurigkeit, Weinerlichkeit
Stoffwechsel/Drüsen	Schilddrüsenstörungen mit »Schwellungen« (Struma, Kropf); Schilddrüsenüber- und -unterfunktion, Morbus Basedow, erhöhter Blutdruck, beschleunigter Herzschlag, Gicht, Rheuma, Stoffwechselstörungen, Mammatumore (Begleittherapie); wachstumsregulierend
Urogenitaltrakt	Harnleiterentzündung, Prostatavergrößerung
Verdauungsorgane	Appetitlosigkeit, Entzündungen des Verdauungsapparates, Darmschleimhautentzündung, Leberschwellung, Magenschleimhautentzündung, Verdauungsschwäche

KOMBINATIONSMÖGLICHKEITEN FÜR KÖRPERLICHE SYMPTOME

Nr. 1 – Calcium fluoratum D12: gegen Knotenbildung
Nr. 2 – Calcium phosphoricum D6: Wirkung auf Parasympathikus, Beruhigung
Nr. 5 – Kalium phosphoricum D6: Nervosität, Gewebezerfall
Nr. 7 – Magnesium phosphoricum D6: Drüsenmittel
Nr. 10 – Natrium sulfuricum D6: ödematöse Schwellungen

PSYCHISCHE ZEICHEN DES MINERALBEDARFS

Der Bedarf an Kalium jodatum zeigt sich auf der psychischen Ebene als eine pessimistische oder traurige Gemütsverfassung in Verbindung mit starker Erregbarkeit. Starke Erregbarkeit kann sich bis zur Aggression steigern und sich vor allem gegen die Familie oder Freunde richten. Mitunter geben die Betroffenen jede Zurückhaltung auf und werden ausfallend.

Die Betroffenen sind oft weinerlich und neigen zu depressiven Verstimmungen sowie der klassischen »Novemberdepression«. Typisch für Menschen, die Kalium jodatum brauchen, ist ihr ständiges verkrampftes Räuspern, das durch ein Würgegefühl oder Kloßgefühl im Hals hervorgerufen wird. Bei sehr sensiblen Menschen reguliert Kalium jodatum die Wahrnehmung und Gefühle, und es kommt zur emotionalen Umstimmung.

SEELISCH-GEISTIGER HINTERGRUND

Kalium-jodatum-Menschen folgen sehr hohen Idealen. Sie haben keine Mühe, für eine Idee, eine Partei oder für die Sache des Partners einzustehen. Sie versuchen, allen Anforderungen gerecht zu werden, und fühlen sich von ihrer Umwelt unter Druck gesetzt.

Ein weiterer seelischer Aspekt des Kalium-jodatum-Bedarfs sind ständige Zweifel, die durch eine tiefe Verletzung ausgelöst wurden. Wenn diese Menschen in ihrem Weltbild hinterfragt werden, steigt der Bedarf. Sie fühlen sich im Konfliktfall von ihren Liebsten verraten. Um das zu überspielen, stehen sie steil aufrecht und sind so nervös, dass sie sich immer beschäftigen müssen.

ÄUSSERLICHE KENNZEICHEN

Im fortgeschrittenen Stadium des Bedarfs an *Nr. 15* – Kalium jodatum zeigt sich eine Verdickung direkt unterhalb und/oder leicht seitlich des Kehlkopfes, und es macht sich durch ein Kloßgefühl im Hals bemerkbar. Der Hals erscheint druckempfindlich, und der Betroffene klagt über ständiges Räuspern. Weitere Zeichen können gerötete oder hervorstehende Augen, Kropf oder Schweiß auf der Stirn sein. Es besteht eine Abneigung gegen Fett.

BESONDERHEITEN

Besonders zu beachten ist, dass sich Beschwerden, die mit *Nr. 15* – Kalium jodatum in Verbindung stehen, beim Betreten eines Raumes sofort verschlechtern. Linderung wird bei Bewegung an der Luft sowie beim Genuss von warmen Getränken erfahren. Es besteht Heißhunger auf Fisch. Besonders jodhaltige Lebensmittel sind Algen, Brunnenkresse, Eier, Innereien, Kiwi, Lebertran, Meeresfische, Roggen, Pilze und Spinat. Durch ihren Einsatz in der Küche kann der Mangel verringert werden. Kälte, Nässe, Kummer und Streit verschlechtern das Befinden.

Nr. 16 – Lithium chloratum

Wirkt bei allen allergischen Vorgängen und Stoffwechselerkrankungen, unterstützt den Aufbau neuer Hautzellen und begünstigt den Eiweißstoffwechsel

Nr. 16 – Lithium chloratum nimmt Einfluss auf den Stoffwechsel der Zelle und den Eiweißstoffwechsel. In früheren Zeiten wurde Lithium zur Auflösung von Urat- und Citratsteinen eingesetzt. Lithium beschleunigt die Ausscheidung der Stoffwechselprodukte, was sich positiv auf Lymph- und Nervensystem auswirkt. Dieses Biomineral wirkt entgiftend und entschlackend auf alle Gewebe, besonders auf Drüsen und Nervengewebe. Es ist in geringen Mengen auch in der Lunge enthalten. Lithium kann als »Zwischensalz« eingesetzt werden, um den Heilungsverlauf zu beschleunigen. Es ist ein Biomineral, das Alterungsprozessen vorbeugt.

KÖRPERLICHE MERKMALE

Bei entzündlichen Erkrankungen der ableitenden Harnwege hat sich Lithium chloratum auch als »Eisbrecher« bewährt, wenn herkömmliche Methoden nicht die gewünschten Erfolge brachten. Dieses Mittel findet seine Anwendung vor allem im Bereich des rheumatischen Formenkreises wie z.B. bei Gicht oder Schädigungen durch Cortisongaben. Es ist das Mineral mit der stärksten Eigenschaft, Giftstoffe aus dem Gewebe auszulösen. Weitere Symptome, bei denen dieses Biomineral indiziert ist, sind Erschöpfung und schwere nervliche Belastung, außerdem weisen Schwindel, Völlegefühl im Kopf,

Migräne, verschwommenes Sehen, Ohrenklingen, Muskelschwäche und Kräfteverfall auf den Bedarf hin.

KONSTITUTIONSTYP

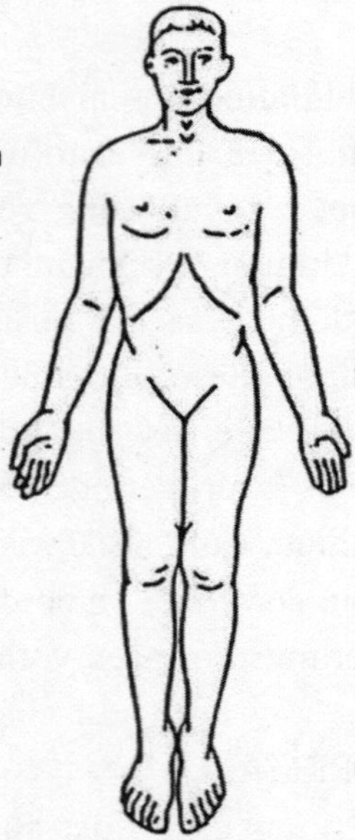

Dies sind die Anwendungen, bei denen *Nr. 16* – Lithium chloratum bisher erfolgreich eingesetzt wurde.

Allgemein	Abmagerung, Abwehrschwäche, Alterserscheinungen, Erschöpfung, Gewebezerfall
Augen	Augenschmerzen; Kurz-, Weit- und Al-

	terssichtigkeit mit Bindehautentzündung
Atemtrakt	trockener Schnupfen
Haut	Ekzeme, Herpes, Narbengewebe, Neurodermitis
Herz und Kreislauf	Arteriosklerose, Herzrhythmusstörungen (Klopfen oder Stechen), Lymphknotenschwellungen, nervöse Herzschwäche
Knochen/Gelenke	Gelenkentzündungen, Hexenschuss, rheumatische Gelenkbeschwerden; Schwellungen und Rötung der Gelenke
Nervliche Belastung	allgemeine Erschöpfung, Auszehrung; Kopfschmerzen, die sich nach dem Essen bessern; nervöse Bauchbeschwerden bei Kindern nach Angst- oder Stresssituationen; nervliche Belastung
Psyche	Depressionen, Gefühlsschwankungen, Kopfschmerzen, Müdigkeit, schlechtes Allgemeinbefinden, Unruhe; Wechsel des Tag-Nacht-Rhythmus, besonders bei älteren Menschen; manisch-depressive Zustände
Stoffwechsel/Drüsen	Gicht, Rheuma und damit verbundene Gelenkbeschwerden, Überfunktion der Schilddrüse
Urogenitaltrakt	Brennen der Harnröhre, Blasenentzündung, Blasengrieß, Blasensteine, Katarrhe und Entzündungen der ableitenden Harnwege; Nierenbecken-

	entzündung, Nierenentzündung, Nierengrieß, Nierensteine, Reizblase
Verdauungsorgane	Abmagerung, Blähungen, Darmkoliken; Druckempfindlichkeit in der Magengegend, Magenkrämpfe; Magenschmerzen, die sich durch Essen verbessern; Übelkeit, Völlegefühl

KOMBINATIONSMÖGLICHKEITEN FÜR KÖRPERLICHE SYMPTOME

Nr. 1 – Calcium fluoratum D12: Elastizität des Bindegewebes

Nr. 5 – Kalium phosphoricum D6: Beruhigung des Nervensystems

Nr. 8 – Natrium chloratum D6: Wasserhaushalt des Gewebes

Nr. 9 – Natrium phosphoricum D6: Säurepuffer

Nr. 11 – Silicea D12: Stärkung und Kräftigung des Bindegewebes

PSYCHISCHE ZEICHEN DES MINERALBEDARFS

Mit diesem Mittel können die extremen Stimmungsschwankungen gemindert werden. Lithium wird auch in der Schulmedizin zur Behandlung manisch-depressiver Patienten eingesetzt. Es wird eine aggressionshemmende Wirkung angenommen, da spezifische Enzyme, die durch Kalium aktiviert werden, unter der Einnahme unterdrückt werden.

Auffällig sind hier die Neigung des Betroffenen, feste Bindungen zu vermeiden, und auch sein schlechtes Namensgedächtnis. Betroffene weinen und beklagen ihre Lage.

SEELISCH-GEISTIGER HINTERGRUND

»Himmelhoch jauchzend – zu Tode betrübt« beschreibt die seelische Verfassung des Lithium-chloratum-Typs am besten. *Nr. 16* – Lithium chloratum zeigt sich seelisch durch die Fähigkeit, phasenweise eine Art von erhöhter Sensibilität zu leben. In dieser Phase schmiedet der Betroffene große Pläne und stellt die Weichen dafür, dass sie auch umgesetzt werden können.

ÄUSSERLICHE KENNZEICHEN

Zu den Zeichen des *Nr. 16* – Lithium chloratum werden aufgeregtes Blinzeln, geschwollene gerötete Augen sowie ein müder Blick gezählt.

Die Haut zeigt Ekzeme. Der Harn ist trübe mit Schleimbeimengungen und einen rotbraunen Satz. Der Geruch ist scharf.

BESONDERHEITEN

Bei Schwangeren sollte *Nr. 16* – Lithium chloratum nur wenig eingesetzt werden, da bei Tierversuchen vermehrt Fehlbildungen der Föten auftraten.

Eine *Nr. 16* – Lithium-chloratum-Therapie sollte nicht abgebrochen, sondern ausgeschlichen werden, damit der Körper die Enzymproduktion, die durch dieses Mineral gehemmt wird, langsam wieder steigert.

Juckreize auf der Haut, die mit *Nr. 16* – Lithium chloratum in Verbindung stehen, nehmen bei Bettwärme zu. Generell verstärken sich die Beschwerden in Ruhe, bessern sich jedoch durch Bewegung.

Lithium ist in nahezu allen natürlich angebauten Nahrungsmitteln zu finden. Daher gibt es im eigentlichen Sinne keine Unterversorgung. Sollten sich dennoch Zeichen des Mangels zeigen, liegt es daran, dass der momentane Bedarf durch die Nahrung nicht gedeckt werden kann.

Nr. 17 – Manganum sulfuricu

Hilft beim Aufbau von Gelenkknorpel und Bin
und stabilisiert das Immunsystem

Mangan ist chemisch ein Verwandter des Eisens und somit für die Bildung des roten Blutfarbstoffes von großer Bedeutung. Es wurde bereits 1827 von Robert Millon im Blut entdeckt. Mangan fördert die Aufnahme von Eisen im Körper und unterstützt in Blutkörperchen und Muskelzellen die Bindung von Sauerstoff. Dieses Spurenelement kommt im Körper häufig vor. Es dient als Katalysator für den Cholesterin-, Kohlenhydrat- und Enzymstoffwechsel und fördert die Entwicklung der Keimdrüsen und des Skelettes. Ferner steigert es die Verwertung des Vitamin B_1. Sportlern dient dieses Mineral zur Erhaltung der Kraft.

KÖRPERLICHE MERKMALE

Bei allen Einsatzgebieten von *Nr. 3* – Ferrum phosphoricum D12 kann Manganum sulfuricum als »Verstärker« eingesetzt werden. Durch Anregung der Blutbildung wird ihm bei anämischen Zuständen eine ähnliche Wirkung zugeschrieben wie *Nr. 3* – Ferrum phosphoricum D12 und *Nr. 19* – Cuprum arsenicosum. Es unterstützt die Blutbildung bei Anämie und wirkt gegen Erschöpfungszustände sowie gegen Herz-Kreislauf-Beschwerden.

Darüber hinaus kann dieses Mineral bei Sterilität, Allergieneigung, Funktionsstörungen der Leber und Neigung zu Knochenmissbildungen eingesetzt werden. Bei Jugendlichen kann es den Blutzuckerspiegel senken. Mildernd wirkt es bei Schmerzzuständen und rheumatischen Beschwerden. Auf 10 Pastillen *Nr. 3* – Ferrum phosphoricum D12 sollten 2 Pastillen *Nr. 17* – Manganum sulfuricum verabreicht werden. Die Verminderung des Manganspiegels während des Klimakteriums wird als ein auslösender Faktor der Osteoporose angesehen. Auch bei Arteriosklerose ist Mangan mit einzusetzen. Blutgefäße werden an den Innenwänden sanft von Plaques befreit, wodurch sie elastisch bleiben.

In der Anwendung bei Allergien wird *Nr. 17* – Manganum sulfuricum zur Senkung des körpereigenen Histamins eingesetzt.

KONSTITUTIONSTYP

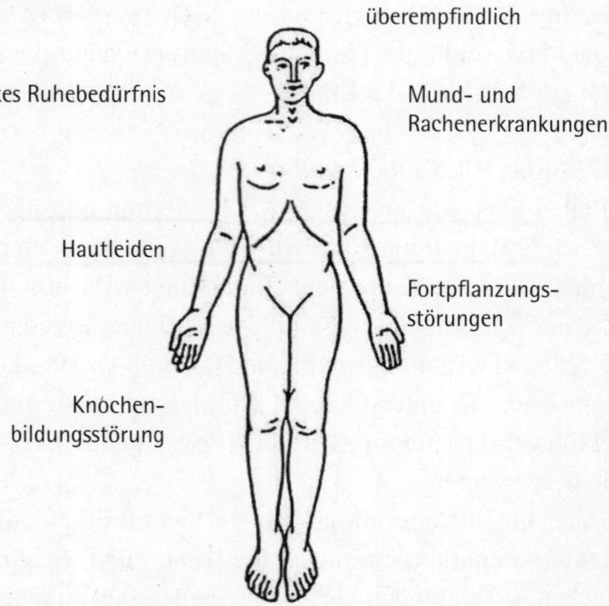

Dies sind die Anwendungen, bei denen *Nr. 17* - Manganum sulfuricum bisher erfolgreich eingesetzt wurde.

Allgemein	Ermüdungszustände; hemmt Bakterienwachstum
Augen	Augenlidentzündung, Funkensehen, Sehschwäche im Alter
Atemtrakt	Allergien; Bronchitis mit grünlich gelbem Auswurf; Erkältung, Grippe, Heiserkeit, Heuschnupfen, Infektionen, Kehlkopfentzündung, Schwerhörigkeit
Haut	Ekzeme, Flechten; Psoriasis (Schuppenflechte)
Herz und Kreislauf	Anämie, Arteriosklerose, Blutungen, Durchblutungsstörungen, Hitzewallungen, Krampfadern; Kreislaufstörungen, Morbus Raynaud (Leichenfingerkrankheit); Venenschwäche, nervös bedingte Kreislaufstörungen
Knochen/Gelenke	Arthrosen, Gelenkschmerzen, Knochenmissbildungen, Muskelschmerzen, Muskelzittern; nächtlich wandernde Gliederschmerzen (besonders der Beine); Osteoporose; rheumatische oder gichtige Beschwerden und/oder Schwellungen der Finger- und Zehengelenke; Steifheit von Muskeln und Bändern
Nervliche Belastung	Alkoholmissbrauch, Demenz, Erschöpfung; Koordinationsstörungen des Be-

	wegungsablaufs, nervöse Schlaflosigkeit, Nervenschwäche; Neuralgien, Taubheitsgefühl der Extremitäten; Morbus Parkinson (unterstützend) und multiple Sklerose (unterstützend)
Psyche	Depressionen (unterstützend), Gedächtnisschwäche, Konzentrationsschwäche, Wetterfühligkeit
Stoffwechsel/Drüsen	erhöhte Cholesterinwerte, Rheuma, Gicht; Diabetes mellitus Typ II
Urogenitaltrakt	Harnwegsinfekte, Menstruationsbeschwerden; schwache Menstruation (zu früh oder zu spät)
Verdauungsorgane	Blähungen mit Verstopfung, Darmentzündungen, Gallenbeschwerden, Hepatitis, Magenschleimhautentzündung, Leberschwäche, Stau im Oberbauch, trockene Mundschleimhaut, Zahnschmerzen

KOMBINATIONSMÖGLICHKEITEN FÜR KÖRPERLICHE SYMPTOME

Nr. 2 – Calcium phosphoricum D6: bei Taubheitsgefühlen und Blutarmut

Nr. 3 – Ferrum phosphoricum D12: blutbildend, nervenstärkend, gefäßstärkend; steigert die Leistungskraft

Nr. 4 – Kalium chloratum D6: blutverdünnend

Nr. 5 – Kalium phosphoricum D6: nervenstärkend; steigert die Leistungskraft

Nr. 6 – Kalium sulfuricum D6: blutreinigend, leberstärkend

PSYCHISCHE ZEICHEN DES MINERALBEDARFS

Der Bedarf an *Nr. 17* – Manganum sulfuricum zeigt sich durch unwillkürliches Lachen oder Weinen. Die Betroffenen neigen zu Spott und Sarkasmus. Sie entwickeln starke Hassgefühle, verabscheuen fröhliche Musik, stöhnen, ächzen und wimmern viel. Auch bei manisch-depressiven Erscheinungen ist an den Einsatz dieses Minerals zu denken.

SEELISCH-GEISTIGER HINTERGRUND

Der Mangel an *Nr. 17* – Manganum sulfuricum ist ein Ausdruck von Geltungsdrang mit dem gleichzeitigen Gefühl, unterdrückt zu werden. Der Betroffene sehnt sich nach Macht, die er aber nicht hat. Daraus ergeben sich Hassgefühle. Kinder (auch erwachsene Kinder) dominanter Eltern haben häufig das Gefühl, nicht gegen die Eltern anzukommen, und fühlen sich machtlos, tyrannisiert und gequält. Ihre Hassgefühle und Rachegedanken richten sich jedoch gegen sich selbst. Diese Menschen haben immer das Gefühl, mehr leisten zu müssen, um anerkannt zu werden.

ÄUSSERLICHE KENNZEICHEN

Die Zeichen entsprechen denen des *Nr. 3* – Ferrum phosphoricum D12 und sind von ihnen nicht zu unterscheiden. Kennzeichnend ist ein bläulich grünes oder bläulich schwarzes Oval an der Nasenwurzel, in akuten Fällen Fieberbäckchen und glasige Augen und heiße rote Ohren. Zusätzlich können sich Hautblässe, eventuell mit gelblicher Gesichtsfarbe, ein müder Gesichtsausdruck, schuppiger Ausschlag und dunkle, bläuliche Haut über den erkrankten Gelenken zeigen. *Nr. 3* – Ferrum phosphoricum D12 und *Nr. 17* – Manganum sulfuricum ergänzen sich. Bei Vitamin-B-Mangel zeigen die Betroffenen unter Umständen einen taumelnden Gang und haben die Neigung, nach vorn zu fallen.

BESONDERHEITEN

Die Symptome verschlimmern sich bei Wetterwechsel, nasskaltem Wetter oder Überarbeitung. Bei feuchtem Wetter wirkt der Körper wie taub. Der Körper schmerzt bei Berührung. Ruhe oder traurige Musik lindern die Beschwerden.

Mangan kommt besonders in Bananen, Beeren, Bierhefe, Buchweizen, Erd- und Haselnüssen, Haferflocken, grünem Blattgemüse, Sauerampfer, Petersilie sowie in Hülsenfrüchten, schwarzem Tee, Sonnenblumenkernen und Vollkorngetreide vor.

Nr. 18 – Calcium sulfuratum

Unterstützt die Entsäuerung und Leberentgiftung, fördert Haar- und Nagelwachstum

Beide Bestandteile dieses Minerals sind in der Zelle zu finden. Sulfuratum (Schwefel) ist nötig, um Eiweiß zu bilden, das wiederum bildet die Grundlage der Zelle. Dadurch, dass das *Nr. 18* – Calcium sulfuratum (CaS) chemisch kein Sauerstoffatom enthält, hemmt es den übersteigerten oxidativen Stoffwechsel und fördert die Glukosespeicherung in Muskulatur und Leber. Es hemmt dort die Säurebildung und fördert den Abtransport der Gewebestoffwechselprodukte. In der weiteren Anwendung ist dieses Salz der *Nr. 12* – Calcium sulfuricum D6 sehr ähnlich. Einzig der Schwefelgehalt ist höher, was den ausleitenden Effekt noch verstärkt. Es fördert auch die Ausscheidung von Quecksilber und Blei (D6 hat dämpfende Wirkung auf den Stoffwechsel).

KÖRPERLICHE MERKMALE

Haupteinsatzgebiete sind bisher die Behandlung von hartnäckigen, eitrigen und schwer heilenden Hautausschlägen sowie Schwermetallvergiftungen (z. B. Quecksilber und Blei). Bei Säuglingen mit Milchschorf kann *Nr. 18* – Calcium sulfuratum die Wirkung des üblicherweise eingesetzten *Nr. 2* – Calcium phosphoricum D6 noch verstärken. Es wird auch erfolgreich bei Gewichtsverlust trotz Heißhunger und bei Erschöpfung eingesetzt. (Hierbei ist zu beachten, dass bei anhaltender Symptomatik ein Arzt aufgesucht werden sollte, um die Ursache genau abzuklären.)

KONSTITUTIONSTYP

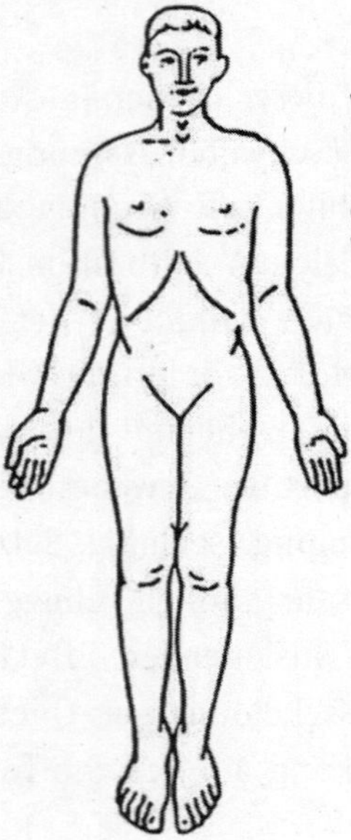

Dies sind die Anwendungen, bei denen *Nr. 18* – Calcium sulfuratum bisher erfolgreich eingesetzt wurde.

Allgemein	Amalgamvergiftung, Bleivergiftung, Blutung innerer Organe, Entgiftung, Entschlackung, Gewichtsverlust, Übersäuerung; Schwermetall- und Quecksilbervergiftung

Augen	grauer Star, Hornhautgeschwüre; Sehstörungen (Betroffene sehen nur eine Hälfte des Objekts)
Atemtrakt	allergische Erkrankungen, Asthma, Bronchitis; Schnupfen mit dickem gelblichem Ausfluss; wunde Nasenlöcher, Tuberkulose
Haut	Ekzeme; Eiterungen aller Art an Haut und Schleimhaut; Furunkulose, hartnäckige Hautleiden ohne Heilungstendenz mit klebrigen Absonderungen; Herpes, Geschwüre, Milchschorf, Neurodermitis und schlecht heilende Wunden
Herz und Kreislauf	Durchblutungsstörungen, Krampfadern, Hämorrhoiden; Mundraum ist wund; sauer-seifiger Säuregeschmack im Mund; Venenschwäche
Knochen/Gelenke	Knochenleiden; Probleme mit Sehnen, Gelenken und Bändern
Nervliche Belastung	Abmagerung; Erschöpfung, teilweise mit Gewichtsverlust trotz Heißhunger; Neuralgien, reizbare Schwäche, Reizungen des zentralen Nervensystems
Psyche	allgemeine Müdigkeit, Erschöpfung, nervöse Erregung
Stoffwechsel/Drüsen	Gicht, Rheuma
Verdauungsorgane	bitterer Mundgeschmack, brennende Bläschen am Zungenrand; Erkrankungen der Leber; Krampfgefühl am

Anus, schmerzhafte Abszesse am Anus; Schwäche und Schmerzen im rechten Unterbauch, teilweise blutige Durchfälle, Übelkeit, Verstopfung

KOMBINATIONSMÖGLICHKEITEN FÜR KÖRPERLICHE SYMPTOME

Nr. 6 – Kalium sulfuricum D6: Leberentgiftung
Nr. 9 – Natrium phosphoricum D6: Säurepuffer
Nr. 10 – Natrium sulfuricum D6: Entschlackung
Nr. 12 – Calcium sulfuricum D6: Katalysatorsalz, Entgiftung

PSYCHISCHE ZEICHEN DES MINERALBEDARFS

Ein Bedarf an *Nr. 18* – Calcium sulfuratum zeigt sich durch Größenwahn und, wenn die großen Ideen nicht erreicht werden, durch den tiefen Absturz in Melancholie und Erschöpfung. Die Betroffenen reagieren streitsüchtig, eifersüchtig und vertragen keinen Widerspruch. Sie empfinden Hass auf Personen, die nicht der gleichen Meinung sind, und leiden darunter, weil sie meinen, nicht ausreichend beachtet worden zu sein.

SEELISCH-GEISTIGER HINTERGRUND

Auf der seelischen Ebene ist Calcium sulfuratum das Mineral der übertrieben Ehrgeizigen. Sie steigen wie Phönix aus der Asche, sind extrem aktiv in dem festen Glauben, jetzt aus dem Tal heraus zu sein. Doch dann geht ihnen mitten auf dem Weg nach oben die Luft aus, und sie brechen wieder ein. Dieses Scheitern ist für sie nur schwer zu akzeptieren. Sie sammeln in der Phase der Melancholie neue Kraft für den nächsten Anlauf. Wer sich von dieser Beschreibung angesprochen fühlt, sollte über den Ausspruch »Ein gutes Pferd springt nicht weiter, als es muss« nachdenken und in seinem Alltag mehr danach handeln. Hier kann auch der Einsatz von *Nr. 10* – Natrium sulfuricum sinnvoll sein.

ÄUSSERLICHE KENNZEICHEN

Hartnäckige Hautausschläge und Vereiterungen (ähnlich wie bei *Nr. 12* – Calcium sulfuricum D6) sind äußere Zeichen für den Bedarf an *Nr. 18* – Calcium sulfuratum. Bei Säuglingen zeigt sich Milchschorf.

BESONDERHEITEN

Die Betroffenen haben Angst vor Vögeln. Viel Hunger, übermäßiger Durst und Müdigkeitsgefühl begleiten die Beschwerden (Diabetes mellitus Typ II abklären lassen). Folgende Nahrungsmittel enthalten Kalzium und Schwefel (Sulfur): Fisch, Grünkohl, Hafer, Haselnuss, Hefe, Huhn, Kalbsinnereien, Käse, Meerrettich, Milch, Mohnsamen, Nüsse, Ölsardinen, Petersilie und Roggen.

Nr. 19 – Cuprum arsenicosum

**Stabilisiert das Immunsystem,
wirkt entkrampfend
und fördert den Eisenstoffwechsel**

Kupfer ist ein wesentlicher Bestandteil verschiedener Enzyme, die am Sauerstofftransport beteiligt sind. Es wird in geringen Mengen in Leber und Galle gefunden.
Die Bildung des roten Blutfarbstoffes und das Zellwachstum werden durch Kupfer beeinflusst. Wegen der Arsenkomponente sollte immer an dieses Salz gedacht werden, wenn als Begleitsymptome Krämpfe auftreten.

KÖRPERLICHE MERKMALE
Nr. 19 – Cuprum arsenicosum wird von Anhängern der biochemischen Heilmethode gegen Krämpfe, besonders gegen Kopfschmerz eingesetzt, die mit der »Heißen 7« nicht zu behandeln waren, sowie bei nächtlichen Wadenkrämpfen, die durch Herumlaufen besser werden. Auch bei Ischiasbeschwerden, Hexenschuss, Neuralgien, Krampf- und Ohnmachtsanfällen sowie bei Koliken (Galle, Niere, Darm und Magen) zeigt es seine Wirkung. Für Sportler ist es wegen seiner krampflösenden Eigenschaften ein interessantes Mineral. Schwangeren kann bei Schwangerschaftserbrechen durch dieses Salz Linderung verschafft werden. Es hat auch einen positiven Einfluss auf Hautbild, Haar- und Nagelwachstum.

KONSTITUTIONSTYP

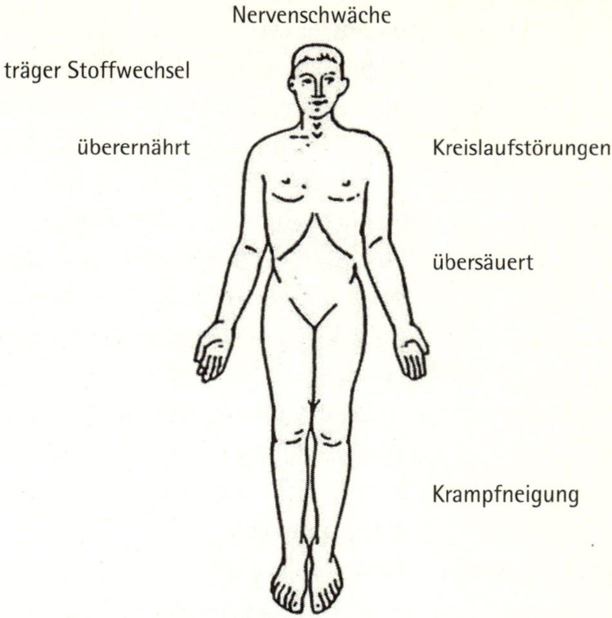

Dies sind die Anwendungen, bei denen *Nr. 19* – Cuprum arsenicosum bisher erfolgreich eingesetzt wurde.

Allgemein	bei Abwehrschwäche; wirkt antioxidativ; bei Krämpfen aller Art, Kältegefühlen; stärkt das Immunsystem
Ohren	Ohrgeräusche, Ohrensausen, Tinnitus
Atemtrakt	Asthma, Atemnot Bronchitis, grippale Infekte, Keuchhusten, krampfartiger Husten

Haut	Akne; akute und chronische Ekzeme mit Flüssigkeitsabsonderungen; blassbläuliche Haut mit Juckreiz; Furunkel, Karbunkel, kalter klebriger Schweiß
Herz und Kreislauf	bei Anämie, Beklemmungsgefühlen, einschießendem Kopfschmerz, Extrasystolen, Gefäßspasmen; bei kindlichen Fieberkrämpfen; Krampfadern, Morbus Raynaud (Leichenfingerkrankheit), bei schwachem Herz bei zu schnellem Puls, Venenentzündungen und Thrombose
Knochen/Gelenke	Ischias, Muskelkrämpfe, Restless Legs, Wadenkrämpfe, Schmerzen unter den Schulterblättern, Schwächegefühl der Rückenmuskulatur
Nervliche Belastung	Epilepsie, Ischias, Kopfschmerzen, Nervenschwäche, Neuralgien, Stress
Psyche	Angst, Kälteempfindlichkeit, Reizbarkeit; Schlaflosigkeit als Folge von Erregung
Stoffwechsel/Drüsen	chronische Bauchspeicheldrüsenentzündung
Urogenitaltrakt	Akne im Genitalbereich, chronische Nierenentzündung, Glomerulonephritis; mangelnde Nierentätigkeit (auch während der Schwangerschaft), Periodenkrämpfe, Schwangerschaftserbrechen
Verdauungsorgane	Darmgrippe, Darmkrämpfe, Durchfall,

Gallensteine, Gallenkolik, Hepatitis, Krämpfe bei Magen- und Darmerkrankungen, Leberstörungen, Magenkrämpfe; Parasiten wie Bandwürmer, Spulwürmer und Madenwürmer

KOMBINATIONSMÖGLICHKEITEN FÜR KÖRPERLICHE SYMPTOME

Nr. 3 – Ferrum phosphoricum D12: Stärkung der quergestreiften Muskulatur

Nr. 7 – Magnesium phosphoricum D6: Stärkung des vegetativen Nervensystems

Nr. 9 – Natrium phosphoricum D6: Säurepuffer

Nr. 24 – Arsenum jodatum: haut- und schleimhautwirksam

PSYCHISCHE ZEICHEN DES MINERALBEDARFS

Der Bedarf an *Nr. 19* – Cuprum arsenicosum zeigt sich durch das »wie aus dem Nichts« auftauchende Gefühl, sich verteidigen zu müssen. Diese Ausbrüche sind ähnlich plötzlich wie die mit *Nr. 19* – Cuprum arsenicosum zu behandelnden einschießenden Schmerzen.

SEELISCH-GEISTIGER HINTERGRUND

Das Mineral zeigt auf der geistigen Ebene die Fixierung auf Vorschriften und die Suche nach Autorität. Vorgaben wie beispielsweise Kleiderordnungen oder Verhaltensregeln werden peinlich genau eingehalten. Die vom Mangel Betroffenen versuchen so, sich in die Rollen ihrer Vorbilder (oft fernöstliche Krieger) hineinzuleben. Betroffene haben immer Angst vor Gefahren oder Unglück.

ÄUSSERLICHE KENNZEICHEN

Der Mangel an *Nr. 19* – Cuprum arsenicosum zeigt sich durch blass-bläuliche Haut und vermehrtes Schwitzen. Die Betroffenen neigen wegen Speichelfluss zu häufigem Schlucken und metallischem Geschmack. Die Zunge ist dabei dick und hat einen schmutzig braunen oder weißen Belag. Der Urin riecht knoblauchartig.

BESONDERHEITEN

Beschwerden, die durch einen Bedarf an *Nr. 19* – Cuprum arsenicosum ausgelöst werden, verbessern sich beim Genuss von kaltem Wasser oder in Ruhe. Verbesserung wird auch nach dem Aufstehen empfunden. Verschlechterungen des Zustands zeigen sich um Mitternacht und durch Hinlegen (besonders Nervenschmerzen und Ischialgien) sowie durch Angst oder Stress.

Als Nahrungsmittel mit hohem Kupferanteil sind vor allem Hülsenfrüchte, Fleisch, Fisch, Getreide, Knollengemüse, Leber, Mais, Milch, Nüsse, Pilze, Sesam sowie Vollkornteigwaren und Wurzeln zu nennen.

Nr. 20 – Kalium aluminium sulfuricum

Steigert die Merkfähigkeit beim Lernen und im Alter, hemmt die Schweißproduktion und wirkt blutstillend

Nr. 20 – Kalium aluminium sulfuricum wurde in den Forschungen Dr. Dieter Schöpfwinkels als physiologische Substanz nachgewiesen. Es zeigt eine Doppelfunktion. Zum einen sorgt es für die Stabilität der elektrischen Ladung an der Zellmembran, zum anderen beeinflusst es die Oxidation und Reduktion. Es reguliert die Membrandurchlässigkeit und schützt so die Zellen vor Wasser- und Mineralverlust. Es wird auch als Bindegewebsmittel neben *Nr. 1* – Calcium fluoratum und *Nr. 11* – Silicea diskutiert. *Nr. 20* – Kalium aluminium sulfuricum wirkt entkrampfend auf Blutgefäße und glatte Muskulatur. Die Hauptwirkung liegt in der Regelung der Blutzufuhr in Gebieten, in denen keine ausreichende Gefäßspannung vorherrscht.
Nr. 20 – Kalium aluminium sulfuricum ist auch als Alaun bekannt. Männer verwenden es zur Behandlung kleinerer Schnittverletzungen nach dem Rasieren. Es beschleunigt die Blutgerinnung.

KÖRPERLICHE MERKMALE

Wie viele der Ergänzungsmittel hat auch *Nr. 20* – Kalium aluminium sulfuricum einen Bezug zum vegetativen Nervensystem. Da sich Störungen des vegetativen Nervensystems meist in Verdauungsstörungen äußern, kann es bei Magen-, Darm- und Blähungskoliken, Durchfällen und anderen

Schleimhautreizungen eingesetzt werden. Bei Erschöpfungszuständen, Schwindelgefühlen, Blasenschwäche und anderen vegetativ beeinflussten Funktionsstörungen sollte ebenfalls an Kalium aluminium sulfuricum gedacht werden. Es wirkt generell hemmend auf die Schweißproduktion. Des Weiteren findet es auch seinen Einsatz bei Schnupfen und hilft bei Ödemen.

KONSTITUTIONSTYP

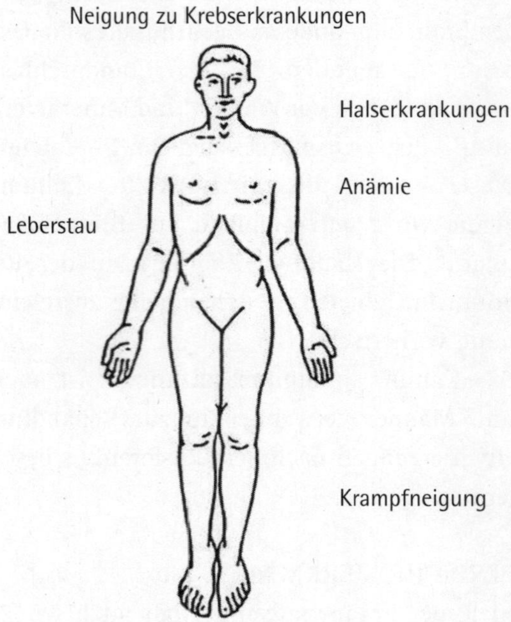

Dies sind die Anwendungen, bei denen *Nr. 20* – Kalium aluminium sulfuricum bisher erfolgreich eingesetzt wurde.

Allgemein	Erschöpfung, Müdigkeit, Nachtschweiß
Atemtrakt	Krampfhusten, Nebenhöhlenentzündung, Stimmbandschwäche; trockener Reizhusten, besonders im Winter
Haut	Ekzeme; Juckreiz, besonders im Alter; kalte, trockene, rissige und spröde Haut; Neurodermitis, trockene Schleimhäute
Herz und Kreislauf	blutstillend; hemmt die Schweißproduktion; bei Krampfadern ohne Entzündungsneigung, bei Schwindelgefühl
Knochen/Gelenke	Beinmüdigkeit, Gangunsicherheit, Gelenkschmerzen, Knieentzündungen
Nervliche Belastung	Empfindungsstörungen; Funktionsstörung oder Überreizung des Nervensystems; Kopfschmerzen, Schwindel, zittrige Schwäche
Psyche	Demenz, Depressionen, Koordinationsstörung, Lernstörungen, Vergesslichkeit im Alter, Zwangsneurose
Urogenitaltrakt	Blasenschwäche, Bettnässen
Verdauungsorgane	Blähungen, u. U. mit Koliken; Darmträgheit, Magenkrämpfe, Magenschleimhautentzündung, Reizdarm, Reizmagen; schmerzhafte und leicht blutende Hämorrhoiden; Verstopfung, Stuhlgang kann nur unter Anstrengung herausgepresst werden; trockener Mund

KOMBINATIONSMÖGLICHKEITEN FÜR KÖRPERLICHE SYMPTOME

Nr. 1 – Calcium fluoratum D12: Elastizitätsverlust des Gewebes

Nr. 2 – Calcium phosphoricum D6: entkrampfend

Nr. 4 – Kalium chloratum D6: Lösen zäher Schleimsekrete

Nr. 7 – Magnesium phosphoricum D6: entkrampfend

Nr. 8 – Natrium chloratum D6: Wasserversorgung der Schleimhäute

Nr. 11 – Silicea D12: lymphereinigend und bindegewebestärkend

Nr. 19 – Cuprum arsenicosum: entkrampfend, nervenstärkend

PSYCHISCHE ZEICHEN DES MINERALBEDARFS

Psychisch zeigt sich der Mangel an *Nr. 20* – Kalium aluminium sulfuricum durch langsame Reaktionen, ein gestörtes Urteilsvermögen und Altersdemenz. Es bessert Lernstörungen, ebenso wie es bei Vergesslichkeit im Alter hilft.

SEELISCH-GEISTIGER HINTERGRUND

Der Bedarf an Kalium aluminium sulfuricum zeigt sich seelisch durch die Angst vor Individualitäts- und Identitätsverlust. Betroffene wirken unterdrückt, gehen aber in dieser Rolle auf. Sie haben dabei jedoch immer das Gefühl, kein eigenes Ich zu besitzen. Das Schlimmste, was sich ein Betroffener vorstellen kann, ist der Verlust der Willenskraft und der Kontrolle über seinen Körper.

ÄUSSERLICHE KENNZEICHEN

Vom Mangel an *Nr. 20* – Kalium aluminium sulfuricum sind oft ältere dunkelhaarige Menschen betroffen. Äußerliche Kennzeichen sind Kratzspuren, Krusten an der Nase sowie trockene Haut.

BESONDERHEITEN

Bei der Einnahme kann Kalium aluminium sulfuricum leicht metallisch schmecken. Verschlechterung der Symptome zeigt sich bei Kälte und im Winter, Besserung erfahren die Betroffenen bei Wärme und im Sommer. Folgende Nahrungsmittel enthalten Kalium und Schwefel (Sulfur): Fisch, Grünkohl, Gurken, Hafer, Haselnuss, Hefe, Huhn, Kalbsinnereien, Käse, Kartoffeln, Linsen, Meerrettich, Milch, Mohnsamen, Nüsse, Ölsardinen, Petersilie, Roggen, Sojabohnen und weiße Bohnen.

Nr. 21 – Zincum chloratum

Steigert die Immunabwehr, lässt Wunden heilen, entlastet den Stoffwechsel und beruhigt

Zink ist ein wichtiges Spurenelement im Körper. Zinkchlorid sorgt für die Balance des Säure-Basen-Haushalts und normalisiert den Stoffwechsel. Damit kein Mangel entsteht, muss Zink regelmäßig in der Nahrung enthalten sein. Das Ergänzungssalz kann angewendet werden, um den Körper zur Aufnahme von Zink zu ermuntern. Wenn man unter Zinkmangel leidet, kommt es zu Störungen des Immunsystems und schlecht heilenden Wunden.
Zinkmangel reizt das gesamte Nervensystem. Es entwickelt sich ein Zustand generalisierter, nervöser Empfindlichkeit, der in Schwäche und Auszehrung endet. Es ist so, als ob das Gewebe schneller verbraucht wird, als der Organismus es wieder herstellen kann.

KÖRPERLICHE MERKMALE

Die Wirkung von Zincum chloratum betrifft vor allem Gehirn und Nerven. Menschen mit gereiztem Nervenkostüm, das sich in Restless Legs (unruhigen Beinen), Juckreiz, Konzentrationsschwäche oder allgemeiner Mattigkeit zeigt, sollten unbedingt regelmäßig dieses Biomineral einnehmen. Es wird auch bei nervöser Schlaflosigkeit, unwillkürlichen Zuckungen während des Schlafens und bei Hyperaktivität eingesetzt. Es dient ebenso der Behandlung von Schleimhautentzündungen aller Art, beispielsweise bei Infektionen der Atemwege. Es wirkt vorbeugend gegen Gicht und Rheuma. Weitere Beschwerden wie Haarausfall, mangelnde Reifung der Geschlechtsorgane oder ein schwaches Immunsystem können ebenfalls auf Zinkmangel zurückzuführen sein.

KONSTITUTIONSTYP

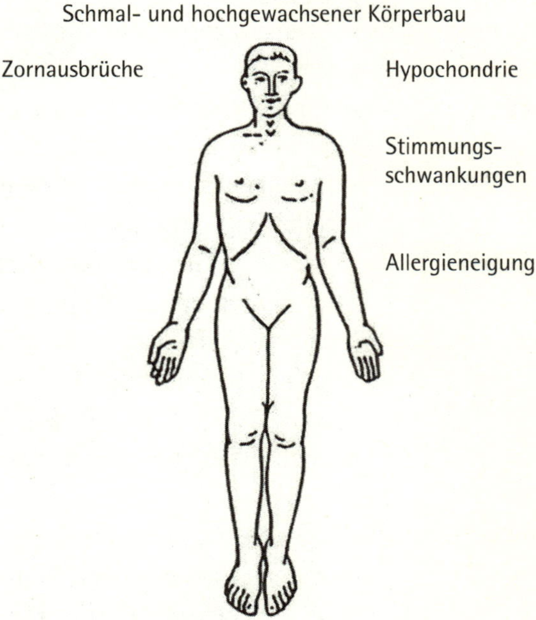

Dies sind die Anwendungen, bei denen *Nr. 21* – Zincum chloratum bisher erfolgreich eingesetzt wurde.

Allgemein	allgemeine Stärkung, um Krankheiten zu überwinden; bei Alterserschei-

	nungen; beruhigende, schmerzstillende und entspannende Wirkung auf die inneren Organe; bei Schwächegefühl nach dem Essen; bei Schwermetallbelastung Stressbelastung; als Unterstützung in der Sportmedizin
Augen	Augenentzündungen, Lichtempfindlichkeit, Nachtblindheit, tränende Augen
Atemtrakt	Asthma, Bronchitis, Halsentzündung, Keuchhusten, Mittelohrentzündung, Schleimhautprobleme Nebenhöhlenentzündung, Schnupfen
Haut	Abszesse, Akne, brüchige Nägel, Ekzeme, Empfindungsstörungen; gerillte Nägel und/oder weiße Flecke auf den Nägeln; Haarausfall, Herpes, heiße Fußsohlen; Juckreiz, Pickel, schlecht heilende Wunden, vorzeitiges Ergrauen
Herz und Kreislauf	Angina pectoris, ausgeprägte Anämie, Herzrhythmusstörungen, Morbus Raynaud (Leichenfingerkrankheit)
Knochen/Gelenke	Knochenstoffwechselerkrankungen, Muskelkrämpfe, Osteoporose; Restless Legs (Unruhe in den Beinen)
Nervliche Belastung	absteigende Lähmung, Hirnreizungen mit Krämpfen (Epilepsie, Veitstanz); inneres Zittern, Ischialgien, Kiefersperre; Kopfschmerzen mit Druck auf der

	Nasenwurzel; Koordinationsstörungen bei bewussten Bewegungen; multiple Sklerose (unterstützend); bei Muskelunruhe, Nervenschwäche, nervlich bedingter Schlaflosigkeit; bei Reizzuständen des Nervensystems, Neuralgien nach Herpes Zoster (Gürtelrose), Schiefhals
Psyche	Alkoholentgiftung, Nervenschwäche und Reizbarkeit, Unruhe, Gedächtnisschwäche, Stimmungsschwankungen
Stoffwechsel/Drüsen	Diabetes Typ I und II, Magersucht, verzögerte sexuelle Entwicklung bei Kindern, Wachstumsstörungen
Urogenitaltrakt	Blasenentzündung, Brennen beim Wasserlassen, Inkontinenz, krampfartige Beschwerden vor und während der Regel, Reizblase, leichte Schwangerschaftsstreifen
Verdauungsorgane	Darmkoliken mit Verstopfung und Durchfällen im Wechsel; reduziertes Geruchs- und Geschmacksempfinden; Reizdarm, Reizmagen, Sodbrennen

KOMBINATIONSMÖGLICHKEITEN FÜR KÖRPERLICHE SYMPTOME

Nr. 5 – Kalium phosphoricum D6: Nervenschwäche, Neuralgien, erhöhte Erregbarkeit

Nr. 7 – Magnesium phosphoricum D6: wird durch *Nr. 21* – Zincum chloratum unterstützt

Nr. 9 – Natrium phosphoricum D6: Säureabbau
Nr. 11 – Silicea D12: Lymphfluss, Wachstumsstörungen bei Kindern

In der Biochemie nach Dr. Schüßler können *Nr. 21* – Zincum chloratum und *Nr. 19* – Cuprum arsenicosum miteinander gemischt in Kombination eingenommen werden.

PSYCHISCHE ZEICHEN DES MINERALBEDARFS

Zink passt sowohl auf psychische als auch auf physische Erschöpfungszustände, in denen der Patient nicht mehr adäquat auf die an ihn gerichteten Reize reagieren kann. Menschen mit Zincum-chloratum-Bedarf reagieren auf Konflikte reizbar und verzagt. Der Patient verhält sich so, als ob der Thalamus die Reize, die sein Sensorium wahrnimmt, nicht mehr ungehindert in sein Bewusstsein fließen lässt. Er wiederholt die an ihn gerichteten Fragen, um sie zu verstehen. Gesprochenes wird als Geräusch empfunden, weil die Fähigkeit zur Differenzierung einzelner Satzteile verlorengeht. Durch Konzentrationsverlust beziehungsweise Gedächtnismangel und Erschöpfung entwickelt der Patient eine Abneigung gegen Unterhaltung sowie gegen Arbeit. Es treten Automatismen auf wie z.B. unwillkürliche Bewegungen von Mund, Armen, Händen und besonders der Unterschenkel und Füße.

Die Betroffenen können nicht still sitzen, sie zeigen eine ständige Unruhe der Füße. Sie neigen zu aufgeregten, ängstlichen Phantasien. Mittags zeigen sie sich niedergeschlagen, abends fröhlich oder umgekehrt. In ihrer Schwerfälligkeit, die sich bis zur Apathie auswirken kann, denken sie ruhig

über ihren Tod nach. In diesen Zuständen, die bis ins Delirium führen können, entwickeln die Betroffenen Phantasien, eingesperrt zu werden. Das Hin- und Herrollen des Kopfes mit starrem, ängstlichem Blick, Kälte der Extremitäten und Zittern der Hände sind weitere Zeichen, die auf einen *Nr. 21* – Zincum-chloratum-Mangel hinweisen.
Betroffene treiben andere mit ihren Klagen zur Verzweiflung. Kinder schreien, wenn sie im Schlaf gestört oder bewegt werden. Sie weinen wegen des empfundenen Ärgers.

SEELISCH-GEISTIGER HINTERGRUND

Der Bedarf an *Nr. 21* – Zincum chloratum zeigt sich in Schuldgefühlen, die so weit gehen können, dass der Betroffene den Eindruck hat, er hätte ein Verbrechen begangen und werde von Behörden verfolgt. Für Außenstehende scheint der Vorfall meist nicht der Rede wert zu sein.
Der Zincum-chloratum-Typ legt großen Wert auf seine öffentliche Wirkung und fürchtet nichts mehr als eine Blamage, z.B. durch unkorrekte Kleidung. Geld ist (zur inneren Wertsteigerung) für ihn sehr wichtig.

ÄUSSERLICHE KENNZEICHEN

Der Bedarf an *Nr. 21* – Zincum chloratum zeigt sich ähnlich wie bei *Nr. 10* – Natrium sulfuricum durch sanfte Schmetterlingsröte im Gesicht, die sich über Wangen und Nase erstreckt. Die Nase ist nach dem Essen stärker gerötet. Als Zeichen der Immunschwäche können sich Pickel und Herpesbläschen zeigen.

BESONDERHEITEN

Diffuse Beschwerden – dass beispielsweise ein Körperteil empfindlich ist, der andere taub, ein Teil kalt und der andere heiß ist – oder diagonal verlaufende Schmerzzustände gehören ebenfalls zu den Erscheinungen, die durch einen Mangel an *Nr. 21* – Zincum chloratum verursacht werden.

Besserung erleben Betroffene im Freien, durch Bewegung, durch Essen, in warmer, frischer Luft, unter starkem Druck, bei frei fließender Mensis und durch Reiben oder Kratzen.

Eine Verschlechterung wird hervorgerufen durch Geräusche, im Sitzen, in Ruhe, bei psychischer und physischer Erschöpfung und durch unterdrückte oder nicht vollständig entwickelte Mensis sowie durch Wein und andere Genussmittel.

Besonders auffällig ist nach dem Abendessen der Ekel vor Süßem, Milch oder Wein.

Folgende Nahrungsmittel enthalten Zink und Chlor: Haferflocken, Gerste, Gurken, Käse, Kochsalz, Kohlrabi, Linsen, Milchprodukte, Mohnsamen, Quark, Paranüsse, Roggen, Schalentiere, Weizenkeime und Weizenkleie.

Nr. 22 – Calcium carbonicum

Mindert Alterserscheinungen, fördert die Entwicklung bei Kindern, hilft bei Übergewicht, Osteoporose und Karies

Kalziumkarbonat ist die chemische Bezeichnung für Marmor, aber auch für den deutlich weicheren Kalkstein. Wie alle Kalziumverbindungen wird es besonders von Knochen und dem Lymphsystem benötigt.

Der Einsatz von Calcium carbonicum als Ergänzungssalz der Schüßlersalze ist ähnlich wie der homöopathische Einsatz, wo es jedoch konstitutionell in hohen Potenzen und geringen Mengen verwendet wird.

Dieses Salz kommt vorwiegend in den härteren Teilen des Körpers vor. So findet man z.B. hohe Konzentrationen an den Köpfen der Oberschenkelknochen. In der Schüßlersalz-Therapie, vorwiegend in der Potenz D6, wird das Salz mehrmals täglich eingenommen. Der Körper braucht dieses kohlensaure Kalzium, um für den Kalziumstoffwechsel freie Kalziumionen zur Verfügung zu haben. Diese unterstützen das Wachstum von Zähnen und Knochen. Bei Entzündungen werden Haut und Schleimhäute mit diesem Mineral geschützt. Fehlt es, so kommt es zur schnellen Alterung. Kalzium mindert darüber hinaus auch die Impulsübertragung von Muskeln und Nerven und stabilisiert die Zellmembran.

Es ist ein Mineral, das sich nur langsam aufbaut, jedoch sehr nachhaltig wirkt. Daher wird *Nr. 22* – Calcium carbonicum bei chronischen Geschehen gern unterstützend eingesetzt.

KÖRPERLICHE MERKMALE

Zu den Kalziumverbindungen gehörend, kommt *Nr. 22* – Calcium carbonicum natürlich bei allen Knochenleiden zum Einsatz. In der Kinderheilkunde ist es bei Entwicklungsverzögerungen wie z.B. schlecht schließenden Fontanellen, schwierigem Zahnen – oft verbunden mit schrecklichen Träumen, Wurmbefall, spätem Laufenlernen, Plumpheit und Unbeholfenheit – einzusetzen. Diese Kinder neigen auch zu Nasenpolypen oder Schorf auf dem Kopf mit gelbem Eiter. Säuglinge haben oft Milchschorf, ständig tränende Augen und laufende Nasen.

KONSTITUTIONSTYP

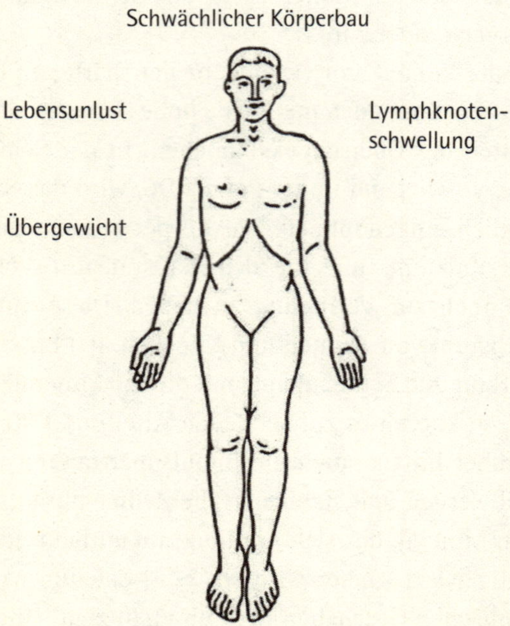

Dies sind die Anwendungen, bei denen *Nr. 22* – Calcium carbonicum bisher erfolgreich eingesetzt wurde.

Allgemein	frühzeitige Alterserscheinungen, geistige und körperliche Erschöpfung, Müdigkeit; Kindermittel; zur Rekonvaleszenz und bei Überarbeitung
Augen	chronische Schleimhautkatarrhe, Fremdkörpergefühl, Mückensehen, ständig tränende Augen
Atemtrakt	Allergien, chronische Schleimhautkatarrhe; Erkältung (bei Wetterwechsel), Grippe, Halsschmerzen, Halsentzündung, Kitzelhusten, Ohrenentzündungen; Polypen, Schnupfen, Schwerhörigkeit, wunde Nasenlöcher
Haut	Abszesse in den tiefer liegenden Muskelschichten, Ekzeme, Hautausschlag, Hautentzündungen, Milchschorf; nächtliche Schweißausbrüche, starkes Schwitzen am Kopf; rissige Lippen, übelriechende Ausschläge; Warzen – besonders an Händen und Fußsohlen, wunder Mund
Herz und Kreislauf	Arteriosklerose, Herzschwäche, Herzrasen; Lymphdrüsenschwellung (besonders im Bauchraum), Ödeme, Schwindelanfälle
Knochen/Gelenke	brüchige Nägel; Gefühl, als ob der Kopf zerspringe; Knochenentzündungen,

	Knochenbrüche, reißende Muskelschmerzen; Nacken ist steif und unbeweglich; Osteoporose, Rundrücken, Skoliose; rheumatische Schmerzen in Muskeln, Gelenken und Knochen
Nervliche Belastung	Kopfschmerzen nach Verausgabung, Migräne
Psyche	Alpträume (von Krankheit, Tod, Mord, Leichen); Angst, beängstigende Visionen beim Schließen der Augen, Depressionen, Einschlafstörungen; Reizbarkeit, Schlaflosigkeit, Schwäche und Lebensunlust, Unruhe, Verlust der Lebensfreude; schlechtes Erinnerungsvermögen, Neigung zum Schlafwandeln, Zähneknirschen
Stoffwechsel/Drüsen	Gewichtszunahme, Hitzewallungen mit kalten Extremitäten, Menstruationsstörungen (zu früh, zu kurz, zu viel), Nackenschweiß, Osteoporose, Schweißausbrüche am Kopf und im Gesicht, Wechseljahrsbeschwerden
Urogenitaltrakt	drohende Fehlgeburt, Gebärmutterpolypen, häufiges Urinieren, Hodenwasserbruch, Scheidenentzündungen, Windeldermatitis
Verdauungsorgane	Aphten, Appetitlosigkeit, aufgetriebener Bauch; Babys erbrechen Milch und haben saure Stühle; Gallenkoliken, Leberschwäche, Magerkeit, Magenkrämp-

fe, stinkender Mundgeruch, Übergewicht; Verdauungsschwäche (Stuhl ist hart oder voluminös, hell und gelblich); Zahnempfindlichkeit

KOMBINATIONSMÖGLICHKEITEN FÜR KÖRPERLICHE SYMPTOME

Nr. 3 – Ferrum phosphoricum D12: Stärkung des Blutes, bessere Sauerstoffversorgung, Stärkung der Widerstandskraft

Nr. 5 – Kalium phosphoricum D6: Stärkung der Nerven und Widerstandskraft

Nr. 10 – Natrium sulfuricum D6: Ausleitung der Schlacken

Nr. 11 – Silicea D12: Verbesserung der Kalziumaufnahme im Blut

PSYCHISCHE ZEICHEN DES MINERALBEDARFS

Menschen mit einem Calcium-carbonicum-Mangel zeigen sich auf der psychischen Ebene ausdauernd, geduldig, eigensinnig, unflexibel und dickköpfig, mit lang andauernden Wutanfällen. Sie stellen Fragen über Tod und Übersinnliches.

Bei Krankheit sind die Betroffenen anhänglich, schreckhaft, ängstlich, niedergeschlagen und vergesslich. Der Schlaf ist nicht erholsam. Es wird lebhaft über eine drohende Gefahr geträumt. Sie haben Angst vor Elend, Katastrophen und vor Krankheiten und folgen den Anweisungen des Arztes peinlich genau. Sie sind furchtgetrieben und wissen nicht, was sie wollen. Sie neigen außerdem zu Argwohn und sind misstrauisch, wenn andere sie anschauen. Betroffene neigen dann

dazu, stereotype Bewegungen zu machen, also z.B. Streichhölzer zu knicken oder Zettel mit Mustern zu bemalen.
Erwachsene Betroffene wirken verstimmt und missmutig. Sie zeigen Resignation ohne Groll, sind traurig, unflexibel und sorgenvoll, fühlen sich für alles verantwortlich und denken, alles hänge von ihnen ab. Sie sind kopflastig und machen sich über alles Sorgen. *Nr. 22* – Calcium-carbonicum-Mangel zeigt sich durch ständige Produktivität. »Arbeiten ist das ganze Leben« heißt das Lebensmotto. Die Betroffenen zeichnen sich auch durch ein übersteigertes Pflichtgefühl aus. Ihre große Angst ist es, nicht mehr zu »funktionieren« und anderen zur Last zu fallen. Sie haben Angst, dass ihr Verstand versagt und sie verrückt werden. Sie machen sich Sorgen um Gesundheit, Krankheiten aller Art und Tod. Es fällt ihnen schwer, sich an der Gegenwart zu freuen.
Sie beschreiben, dass sie das Gefühl haben, den Körper verlassen zu wollen. Sie reagieren empfindlich auf Kritik, da sie in der Regel keinen gefestigten Charakter haben. Ihr Zuhause empfinden sie als Schutz und fühlen sich dort geborgen.
Sie neigen zu Erschöpfung durch permanente Überforderung bei Nichtbeachtung der physischen Gegebenheiten und Lebenssituationen. Hierbei ist zusätzlich an *Nr. 5* – Kalium phosphoricum D6 zu denken. Geht ein Mensch lange Zeit mit seinem Willen über seine körperlichen Grenzen hinweg, verbraucht sich dieser Mineralstoff übermäßig.
Die Calcium-carbonicum-Kinder wirken außerhalb des häuslichen Bereichs sehr angepasst und kleben am Rockzipfel der Mutter. Sie entwickeln keine Eigenheiten und neigen dazu, die Realitäten nicht wahrhaben zu wollen. Sie können sich aber auch äußerst halsstarrig und aggressiv zeigen. Körper-

lich zeigt sich dies durch schlechtes Hören, Flüssigkeit hinter den Trommelfellen und Schleimhautschwellungen.

SEELISCH-GEISTIGER HINTERGRUND

Menschen mit dauerhaftem Calcium-carbonicum-Mangel neigen dazu, sich selbst zu wenig ernst zu nehmen, sich selbst zu vergessen und zu wenig zu achten. Ihr Selbstbild zeigt sie klein, schwach und schutzbedürftig. Die Betroffenen entwickeln schon früh einen raffinierten Anpassungsmechanismus, in der Hoffnung, durch die Anpassung Zuwendung und Sicherheit zu erhalten. Sie neigen zu Heimweh, wirken konservativ und unflexibel, klammern und bewegen sich kaum. Diese Menschen definieren sich häufig über ihren Partner oder ihre Arbeit. Ein Bedarf an diesem Mineral zeigt sich durch ein starkes Schutzbedürfnis. Sicherheit ohne besondere Anstrengung ist diesen Menschen das Wichtigste. Lebensveränderungen wie Umzüge oder Wechsel der beruflichen Stellung versetzen sie in Angst.

ÄUSSERLICHE KENNZEICHEN

Menschen, die einen besonders hohen Bedarf an *Nr. 22* – Calcium carbonicum zeigen, wirken vom Körperbau her untersetzt und werden auch als Pykniker bezeichnet. Die Haut scheint gedunsen und wirkt blass wie Kreide. Sie haben ein aufgedunsenes Gesicht, eventuell mit Hautentzündungen, große Hautporen und volles Haar. Der Mund ist oft wund, die Lippen rissig und blutig, die Oberlippe geschwollen. Die Zungenspitze fühlt sich wie verbrüht an, der Geschmack ist salzig bis bitter.

An den Augen zeigt sich ein sogenanntes »Herzkäppchen«.

Damit wird eine dünne Hautfalte, die sich diagonal von der Mitte des Oberlids zum Unterrand des äußeren Augenwinkels zieht, bezeichnet. Das Auge erscheint dadurch fast dreieckig. Das Herzkäppchen zeigt sich besonders bei Älteren und bei Menschen, die sich dauerhaft überfordern.

BESONDERHEITEN

Der Mangel zeigt sich z.B. auch durch eine Abneigung gegen Bewegung, aber auch durch Schwindelgefühle in großen Höhen. Verschlimmerungen werden bei Belastungen jeder Art wie z.B. Kälte, Geräusche, Sprechen, Bewegen, Witterungswechsel und bei Vollmond beschrieben. Der Zustand verbessert sich bei trockener Witterung und heißen Anwendungen. Gegen 3 Uhr morgens liegen die Betroffenen schlaflos im Bett.
Ist der Mangel ausgeprägt, zeigen sich Gelüste auf extravagante Speisekombinationen. Heißhunger nach Eiern, Brot, Stärkehaltigem, Unverdaulichem (wie z.B. rohen Kartoffeln), Fisch, Salz, Süßigkeiten und Speiseeis befällt die Betroffenen. Es besteht jedoch eine Abneigung gegen Eintopf, Milch und schleimige Speisen. Folgende Nahrungsmittel enthalten Kalzium: Fisch, Hafer, Hefe, Milch, Mohnsamen, Nüsse, Petersilie und Sojabohnen.

Nr. 23 – Natrium bicarbonicum

Unterstützt die Bauchspeicheldrüse, ist stoffwechselfördernd, fördert die Ausscheidung von Harnsäure

Nr. 23 – Natrium bicarbonicum ist das wichtigste Mittel bei allgemeiner Übersäuerung. Häufig ist bei einem Mangel an *Nr. 9* – Natrium phosphoricum D6 und *Nr. 10* – Natrium sulfuricum D6 auch die *Nr. 23* – Natrium bicarbonicum zu verabreichen. Daher sollte es bei allen Erkrankungen, bei denen die Ursache in der Übersäuerung des Körpers zu suchen ist (wie bei chronischen Entzündungen, Rheuma oder Gicht), verordnet werden. Da dieses Salz die Bauchspeicheldrüse positiv beeinflusst, ist es zusätzlich zur herkömmlichen Therapie mit der *Nr. 10* – Natrium sulfuricum D6 zu verordnen. Durch die Stoffwechselförderung kann Natrium bicarbonicum auch eine Ernährungsumstellung begleiten.

KÖRPERLICHE MERKMALE

Als Natron war es schon zu Omas Zeiten ein altes Hausmittel gegen Übersäuerung des Magens. Es trägt zur Verbesserung der Stoffwechselvorgänge bei. Natrium bicarbonicum lindert Sodbrennen und puffert die Salzsäure im Magen ab. Die in der Leber stattfindende Harnstoffsynthese braucht Hydrogencarbonat und Ammonium-Ionen. Um das Ammoniak auszuscheiden, wird Harnstoff erzeugt, der nicht giftig ist und über die Nieren ausgeschieden wird. Bei einer Ammoniakentgiftung der Leber sollte daher *Nr. 23* – Natrium bicarbonicum nicht fehlen.

In der Bauchspeicheldrüse regt es die Inselzellen an, die für die Insulinproduktion zuständig sind. Daher kann man Natrium bicarbonicum als ergänzende Behandlung bei Diabetes mellitus Typ II einsetzen.
Da überschüssige Säure eine der Hauptursachen für ein schwaches Immunsystem ist, kann die Entsäuerung mit Natrium bicarbonicum gegen Abwehrschwäche helfen und die Neigung zu Erkältungen und Entzündungen verringern. Dieses Mineral kann auch bei Schwangerschaftserbrechen eingesetzt werden.

KONSTITUTIONSTYP

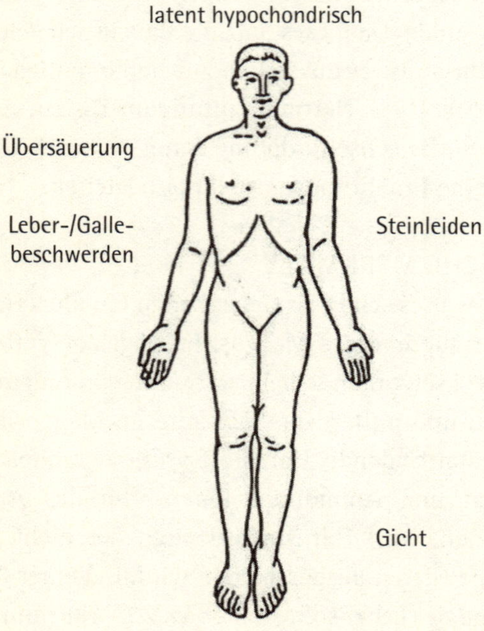

Dies sind die Anwendungen, bei denen *Nr. 23* – Natrium bicarbonicum bisher erfolgreich eingesetzt wurde.

Allgemein	Abwehrschwäche, übermäßiger Durst Übersäuerung, schlechte Wundheilung
Augen	entzündete Augenlider, Mückensehen
Atemtrakt	Erkältung, Geräuschempfindlichkeit, Grippe
Haut	brüchige Nägel, Haarausfall, Hautausschlag, nässende Ekzeme; wirkt unterstützend beim Aufbau der Haut
Herz und Kreislauf	Kopfschmerzen durch Hitze und Schwüle, Nachtschweiß
Knochen/Gelenke	leichter Verstauchung und Verrenkung der Sprunggelenke; Rheuma, schwere Beine; schneidender Schmerz in Händen und Füßen
Nervliche Belastung	dumpfe Kopfschmerzen, besonders morgens
Psyche	schwaches Gedächtnis, zurückgezogen
Stoffwechsel/Drüsen	Fettsucht, Übergewicht, Durst, Gicht; Diabetes mellitus Typ II
Urogenitaltrakt	bei Schwangerschaftserbrechen, regt die Ausscheidung harnpflichtiger Substanzen an (Harnsäure, Harnstoff)
Verdauungsorgane	Bauchspeicheldrüsenschwäche, Durchfall, Gallensteine, Gallenkolik, Magenschleimhautentzündung, Magenübersäuerung, Sodbrennen, Reizmagen, Übergewicht

KOMBINATIONSMÖGLICHKEITEN FÜR KÖRPERLICHE SYMPTOME

Nr. 9 – Natrium phosphoricum D6: bei Übersäuerung sowie Haut und Schleimhauterkrankungen

Nr. 10 – Natrium sulfuricum D6: bei Gallenbeschwerden und Bauchspeicheldrüsenbelastung

Nr. 11 – Silicea D12: bei Übersäuerung und dadurch bedingter Entzündungsneigung

PSYCHISCHE ZEICHEN DES MINERALBEDARFS

Der Natrium-bicarbonicum-Bedarf zeigt sich deutlich in der Ablehnung bestimmter Menschen oder Menschengruppen sowie durch unklare Ängste und Melancholie, die jedoch nur auftreten, wenn der Betroffene unterfordert ist. Eigentlich sind diese Ängste ein Ausdruck von Langeweile und fehlendem Selbstvertrauen. Musik bringt betroffene Menschen zum Weinen. Weitere Zeichen können nachlassende Gedächtniskraft und die Unfähigkeit zu geistiger Arbeit oder Meditation sein. Es fällt den Betroffenen schwer, Ideen oder Abläufe zu entwickeln, selbst wenn sie eine Liste mit Stichpunkten vor sich haben. Ist der Mangel ausgeprägt, zeigt sich eine soziale Entfremdung.

SEELISCH-GEISTIGER HINTERGRUND

Der Natrium-bicarbonicum-Typ hat feste Prinzipien, denen er folgt. Er sucht den Partner fürs Leben. Sollte die Beziehung in die Brüche gehen, leidet er sehr. Dieses Mineral hilft dabei, sich nicht in Arbeit zu flüchten, um seine Gefühle zu verdrängen, sondern sie stattdessen wahrzunehmen und zu durchleben.

ÄUSSERLICHE KENNZEICHEN

Ein Mangel an *Nr. 23* – Natrium bicarbonicum zeigt sich im Gesicht mit milchig blassem Aussehen und blauen Ringen um die Augen. Oft riecht man fauligen Atem. Der Geschmack ist bitter, die Zunge trocken. Die Betroffenen haben häufig wasserblaue Augen. Die Iris ist mit weißen Auflagerungen belegt, die die Übersäuerung anzeigen.

BESONDERHEITEN

Der Mangel zeigt sich bei Störungen an der Bauchspeicheldrüse dadurch, dass der Genuss von Milch, Joghurt und Sahne zu breiigen Durchfällen führt. Besonders morgens beschleunigt auch Kaffee den Stuhlgang.

Allgemein verbessert Bewegung das Befinden. Hingegen verschlechtern Sonneneinstrahlung, Gewitter oder Zugluft die Beschwerden. Es besteht eine Abneigung gegen Fleisch und Fett sowie eine schlechte Verträglichkeit von Milch und Gemüse.

Die folgenden Nahrungsmittel enthalten Natrium: Brot, Camembert, Fertiggerichte, Kochsalz, Löwenzahn, Linsen, rote Bete, Salzheringe, Schinken und Wurst.

Nr. 24 – Arsenum jodatum

Wirkt als Allergiemittel, haut- und schleimhautaktiv, fördert den Stoffwechsel

Die Hauptwirkung dieses Salzes geht vom Arsen aus. Der Anteil des Jodatums wirkt eigentlich stoffwechselfördernd, nicht jedoch in dieser Kombination. Arsen hat eine große Affinität zu Sauerstoff, Phosphor, Schwefel und Jod, also Stoffen, die direkt oder indirekt mit der Verbrennung und Umsetzung von Körpersubstanzen zu tun haben. Oft geht mit den anderen Arsenum-jodatum-Beschwerden auch eine Schilddrüsenstörung einher. Es reduziert den Stoffwechsel. *Nr. 24* – Arsenum jodatum wirkt umstimmend und ist ein gutes Mittel zur Einleitung einer Desensibilisierung bei Allergien, denn die Wirkung bezieht sich vor allem auf die Schleimhäute der Lunge und des Rachenringes (Mandeln, Kehlkopf) sowie der Haut. Arsenum jodatum wird in der Literatur als *das* Hauptmittel gegen Tuberkulose beschrieben. Bei Ergüssen in der Lunge wirkt es resorbierend.

Ein weiteres Anwendungsgebiet ist der Knorpelaufbau in den Gelenken, da dieses Salz ein Bestandteil der Knorpelmasse ist. Daher wird es auch zur Linderung rheumatischer Beschwerden und bei Gicht verordnet. Das Ergänzungssalz Arsenum jodatum wird ähnlich eingesetzt wie Arsenum album oder Arsenum jodatum aus der Homöopathie.

KÖRPERLICHE MERKMALE

Typische Beschwerden sind Entzündungen der Atmungsorgane sowie Haut- und Verdauungsbeschwerden.
So ist dieses Mineral bei Heuschnupfen, Neurodermitis, chronischer Bronchitis und Asthma äußerst hilfreich. Bei Ekzemen und Akne sowie zur Anregung der Blutbildung wird es ebenfalls erfolgreich angewendet. Ferner empfiehlt es sich bei Schilddrüsendysfunktionen, damit der Grundumsatz steigt und das Gewicht sinkt.
Arsenum jodatum hat sich auch gegen Wechseljahrsbeschwerden wie Hitzewallungen und Nachtschweiß sowie bei Schwäche- und Ohnmachtsanfällen bewährt.

KONSTITUTIONSTYP

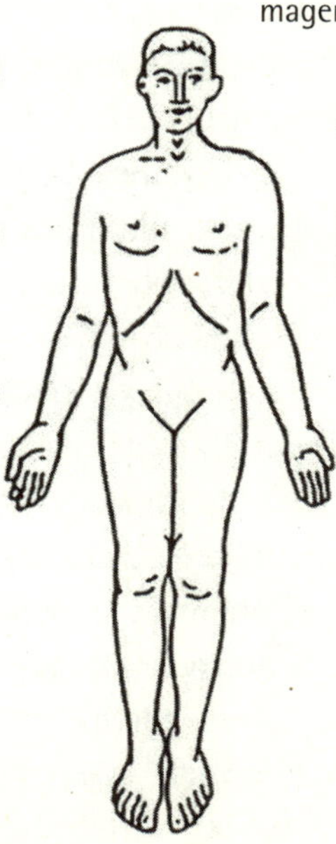

Dies sind die Anwendungen, bei denen *Nr. 24* – Arsenum jodatum bisher erfolgreich eingesetzt wurde.

Allgemein	Abmagerung, Fieber, Mammatumore, Nachtschweiß, Unruhe durch Erschöpfung, Zerschlagenheitsgefühl am ganzen Körper
Augen	Bindehautentzündung, geschwollene Augenlider; Sehschwäche, die sich durch Augenschmerzen beim Lesen bemerkbar macht; Wundheitsgefühl in den Augen
Atemtrakt	akuter Schnupfen, Allergien, allergisches Asthma, Bronchialasthma, Bronchitis, Heuschnupfen; Husten mit zähem spärlichem Auswurf; Kurzatmigkeit bei Anstrengung, Mittelohrentzündung, Schleimhautreizung allgemein ohne besonderen Anlass, Rippenfellentzündung, Tuberkulose mit Nachtschweiß
Haut	Akne, Bläschenausschlag, Blaufärbung der Extremitäten, Ekzeme (auch nässend), Fisteln, Pickel, Hautausschlag, Juckreiz; Schleimhäute sind rot und geschwollen, juckend und brennend; Unterschenkelgeschwüre
Herz und Kreislauf	Arteriosklerose; chronische Entzündungen der Lymphknoten mit nachfolgender Verhärtung; unterstützend bei

	bösartigen Lymphomen; bei Herzschwäche, Ohnmachtsanfällen, Pfeifferschem Drüsenfieber, Schwäche und schwachem unregelmäßigen Puls
Knochen/Gelenke	chronische Sehnenscheidenentzündung, Gelenkerkrankungen; Kopfschmerzen, besonders gegen 11:30 Uhr am Vormittag; Muskelatrophie (Muskelschwund)
Nervliche Belastung	Gesichtsnervenlähmung
Psyche	Lärmempfindlichkeit
Stoffwechsel/Drüsen	Hyperthyreose (Schilddrüsenüberfunktion), Wechseljahrsbeschwerden, Hitzewallungen, Nachtschweiß
Urogenitaltrakt	Bettnässen
Verdauungsorgane	Afterjucken und -brennen, chronischer Darmkatarrh, Durchfall, Darmentzündung, Gastritis, Hämorrhoiden, häufiger Schluckauf, Magenschleimhautentzündung, nervös bedingter Durchfall und Erbrechen, Sodbrennen

KOMBINATIONSMÖGLICHKEITEN FÜR KÖRPERLICHE SYMPTOME

Nr. 4 – Kalium chloratum D6: Schutz der Schleimhäute

Nr. 8 – Natrium chloratum D6: Regulation des Wasserhaushaltes

Nr. 11 – Silicea D12: Lymphreinigung und Unterstützung beim Abbau der Ergüsse

Nr. 15 – Kalium jodatum: Schilddrüsenregulat

PSYCHISCHE ZEICHEN DES MINERALBEDARFS

Arsenum jodatum ist das Mittel der physischen Angst. Hände und Füße fühlen sich in einem solchen Fall häufig »wie eingeschlafen« an. Betroffene antworten nicht auf Fragen und lehnen es ab, zu reden. Sie wirken dennoch ruhelos. Personen mit dem zwanghaften Wunsch, sich mit einem Messer zu verletzen, sollten ebenfalls *Nr. 24* – Arsenum jodatum einnehmen.

Für Kinder, die dazu neigen, durch ihre motorisch übersteuerten Verhaltensweisen (Hyperaktivität) Bücher auf den Boden zu werfen, Dinge zu zerstören und Tische umzuwerfen, ist dieses Mineral ebenfalls geeignet.

SEELISCH-GEISTIGER HINTERGRUND

Menschen mit einem Bedarf an *Nr. 24* – Arsenum jodatum fühlen sich gottverlassen, enttäuscht und betrogen. Sie haben das Gefühl, sie gehen in der Allgemeinheit unter. Auffälliges Verhalten dient dazu, bemerkt zu werden und den eigenen Platz in der Welt zu behaupten.

ÄUSSERLICHE KENNZEICHEN

Ausscheidungen, die auf einen Mangel an *Nr. 24* – Arsenum jodatum zurückgehen, sind wässrig, ätzend und reizen die Haut, mit der sie in Berührung kommen. Die Augen sind gerötet. Betroffene neigen oft zu schmalen Wangen, blauen Lippen und blauen Rändern unter den Augen. Die Haut ist kalt. Die Haut zeigt allergischen Ausschlag. Bei Männern kann es zu Bartekzemen kommen.

BESONDERHEITEN

Die Beschwerden treten überwiegend auf der rechten Seite auf. Der Betroffene hat den Wunsch, sich zu bewegen, verspürt jedoch nachher immer eine Verschlechterung. Er hat starken Durst auf kaltes Wasser, das allerdings sofort erbrochen wird. Obwohl Hunger besteht, wird die Nahrung abgelehnt. Auch Anstrengung, Föhnwetter und kalter Wind verschlechtern das Befinden. Nebel sowie kaltes trockenes Wetter verstärken die Beschwerden. Frische Luft verbessert das Befinden.

Durch folgende Nahrungsmittel kann Jod aufgenommen werden: Algen, Fisch, Lebertran, Pilze, Schalentiere und Spinat.

Nr. 25 – Aurum chloratum natronatum

Hilft bei vielen Frauenleiden und bei Schlaf- und Körperrhythmusstörungen

Das Ergänzungssalz *Nr. 25* – Aurum chloratum natronatum wird für alle Arten von Rhythmen im menschlichen Körper eingesetzt.
Dieser Einsatzbereich leitet sich daraus ab, dass Aurum chloratum natronatum auf die Zirbeldrüse einwirkt. In der Zirbeldrüse wird das Hormon Melatonin gebildet, das den Wach- und Schlafrhythmus steuert. Vollmond und Neumond können einen Einfluss auf die lichtabhängige Freisetzung des Melatonins haben, weshalb es bei »Schlafwandlern« beziehungsweise »Mondwandlern« und bei Einschlafstörungen angewendet werden kann.

KÖRPERLICHE MERKMALE

Da auch Überseereisen und Schichtdienst den Schlaf-Wach-Rhythmus beeinträchtigen, ist hier *Nr. 25* – Aurum chloratum natronatum einzusetzen. Jedoch ist der Schlaf-Wach-Rhythmus nicht der einzige Zyklus, dem der menschliche Körper unterliegt. *Nr. 25* – Aurum chloratum natronatum ist auch bei anderen hormonell bedingten Störungen wie Zyklusschmerzen, Fruchtbarkeitsstörungen oder Blutdruckschwankungen angebracht. Aurum chloratum natronatum kann man auch einsetzen, wenn bei der Gebärmutterhals-Vorsorgeuntersuchung schlechte sogenannte PAP-Werte festgestellt werden (Gewebeprobe, die zur Gebärmutterhalskrebs-Vorsorge mit dem Wattetupfer vom Muttermund abgenommen wird). In Rücksprache mit dem behandelnden Arzt kann man für einige Monate Aurum chloratum natronatum einnehmen und dann wiederholt einen Abstrich machen lassen, um zu testen, ob sich der PAP-Wert gebessert hat. Ferner ist es ein sehr wichtiges Mittel bei chronischen Erkrankungen und Gemütsveränderungen.

KONSTITUTIONSTYP

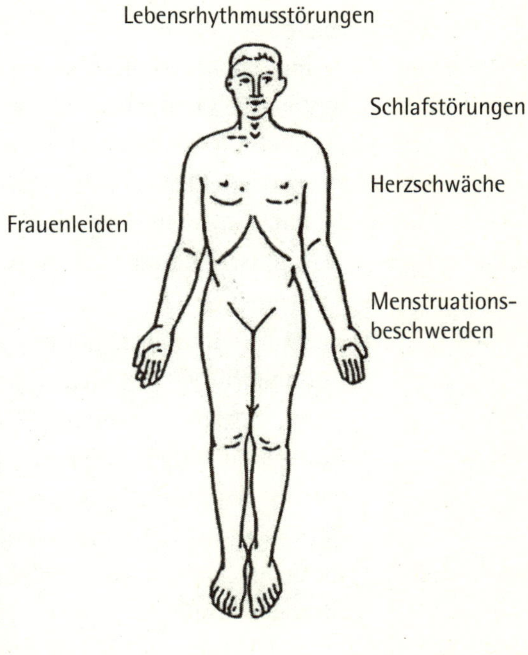

Dies sind die Anwendungen, bei denen *Nr. 25* – Aurum chloratum natronatum bisher erfolgreich eingesetzt wurde.

Allgemein	chronische Krankheiten ohne Fieber
Augen	gelbe Skleren; Schwellung über dem linken Auge
Atemtrakt:	Atemnot, Geruchsempfindlichkeit, Husten, Krustenbildung, Polypen
Haut	Haarausfall, Juckreiz, Warzen
Herz und Kreislauf	Arteriosklerose, Bluthochdruck, Herzrhythmusstörungen, Herzmuskelentzündung (Endo-, Perikarditis)
Knochen/Gelenke	Gicht, linksseitiger Kopfschmerz, Rheuma
Nervliche Belastung	Jetlag, nächtliche Kopfschmerzen
Psyche	aggressive Depressionen, Ängste, Jähzorn, Schlaflosigkeit, (Ein-)Schlafstörungen, Schlafwandeln, Stöhnen im Schlaf, Suizidgedanken
Stoffwechsel/Drüsen	Hormonstörungen, Wechseljahrsbeschwerden
Urogenitaltrakt	Eierstockentzündung, Eierstockzysten, Endometriose, Gebärmutterentzündung, Gebärmuttersenkung, Menstruationsbeschwerden, Myome, prämenstruelles Syndrom; schlechte PAP-Werte (Verdacht auf Gebärmutterhalskrebs)
Verdauungsorgane	lockere Zähne, harter, weißlich lehmfarbener Stuhlgang

KOMBINATIONSMÖGLICHKEITEN FÜR KÖRPERLICHE SYMPTOME

Nr. 2 – Calcium phosphoricum D6: eiweißbildend, blutbildend, rhythmusregulierend

Nr. 5 – Kalium phosphoricum D6: stärkend

Nr. 7 – Magnesium phosphoricum D6: hormon- und rhythmusregulierend

PSYCHISCHE ZEICHEN DES MINERALBEDARFS

Nr. 25 – Aurum chloratum natronatum hat neben den Gebieten der Frauenheilkunde seine Stärken in der Behandlung von Gemütsverstimmungen. Der Mangel zeigt sich durch Unruhe, Ungeduld, Angstzustände, Melancholie, aggressive Depressionen, Zanksucht und Jähzorn. Wer von diesem Mangel betroffen ist, liebt die Rache.

Suizidgedanken mit dem Impuls, sich aus großer Höhe fallen zu lassen (Freiheitsempfinden) oder mit dem Auto vor eine Mauer zu fahren, tauchen auf. Kritik wird mit Zorn, Kränkung oder Widerspruch beantwortet. Die Betroffenen haben keine Freude an sozialen Kontakten oder emotionalen Prozessen. Nach außen lassen sie sich nichts anmerken, die Aggressionen sind nach innen gerichtet. Kinder wirken ernst, introvertiert und altklug.

SEELISCH-GEISTIGER HINTERGRUND

Im seelischen Bereich unterstützt *Nr. 25* – Aurum chloratum natronatum das Interesse an Metaphysischem. Intuition, sensitive Erfahrungen und Heilerbegabungen werden durch die Einnahme des Minerals als Geschenk und Aufgabe angenommen und gelebt.

ÄUSSERLICHE KENNZEICHEN

Dauerhafter *Nr. 25* – Aurum-chloratum-natronatum-Mangel zeigt sich durch schmutzig wirkende Zähne und üblen Mundgeruch. Die Zunge ist weiß belegt, und die Betroffenen klagen über einen bitteren Geschmack.

BESONDERHEITEN

Mondlicht, frische Luft und klassische Musik verbessern das Befinden. Geistige Anstrengung und Gemütsregungen machen den Betroffenen aggressiv.
Es besteht verstärktes Verlangen nach Alkohol, Milch, Brot und Feingebäck. Folgende Nahrungsmittel enthalten Natrium und Chlor: Brot, Camembert, Fertiggerichte, Gerste, Gurken, Kochsalz, Kohlrabi, Löwenzahn, Linsen, Quark, Paranüsse, rote Bete, Salzheringe, Schinken und Wurst.

Nr. 26 – Selenium

Dient als Zellschutzmittel, stärkt das Immunsystem und verbessert den Vitamintransport

Das Ergänzungssalz Selenium ist eigentlich kein Salz, sondern ein chemisches Element. Nichtsdestotrotz ist das Element Selen für den menschlichen Körper ein wichtiges Spurenelement. Das Schüßlersalz *Nr. 26* – Selenium fördert die Aufnahme des Elementes Selen und kann daher Selenmangel-Problemen vorbeugen und begegnen. Es dient als Zellschutzmittel, denn es schützt die Körperzellen vor freien Radikalen und dadurch vor Zerstörung. Man kann daher von einer antioxidativen Wirkung sprechen. Außerdem unterstützt es die Leber unter anderem bei ihrer entgiftenden Arbeit und fördert dadurch die Ausscheidung von Giftstoffen. *Nr. 26* – Selenium ist darüber hinaus ein sehr wirksames Zellschutzmittel gegen radioaktive Substanzen, krebserregende Stoffe, Viren sowie wiederkehrende, dauernde Infekte und Umweltgifte. Es verbessert den Vitamintransport und unterstützt den Abbau von schädlichen Substanzen und sollte daher bei der Behandlung chronischer Krankheiten nicht fehlen.

KÖRPERLICHE MERKMALE

Dieser Mineralstoff wird häufig in Kombination mit *Nr. 10* – Natrium sulfuricum gegeben, besonders um die stoffwechselbedingt geschädigte Leber zu entlasten beziehungsweise die Leberstoffwechselsituation, vor allem was die Entgiftungsleistung der Leber betrifft, zu verbessern. Über den Bereich der

Krebsvorsorge hinaus kann es auch bei Arteriosklerose, Thromboseneigung, Herpesanfälligkeit, Schwermetallvergiftungen, neurasthenischen Beschwerden, leichter Erschöpfbarkeit, Neigung zu Flugthrombose, Alkoholentzug, als Schilddrüsenregulativ, zur Raucherentwöhnung und Diabetes mellitus Typ II eingesetzt werden. Netzhaut und Iris sind besonders reich an Selen, daher ist auch bei Augenerkrankungen und Sehstörungen an dieses Biomineral zu denken.

Kopfschmerzen, die mit Selenmangel in Verbindung stehen, treten vor allem am Nachmittag oder nach dem Genuss von Limonaden und Tee auf. Tee verursacht bei Selenmangel auch Zahnschmerzen.

KONSTITUTIONSTYP

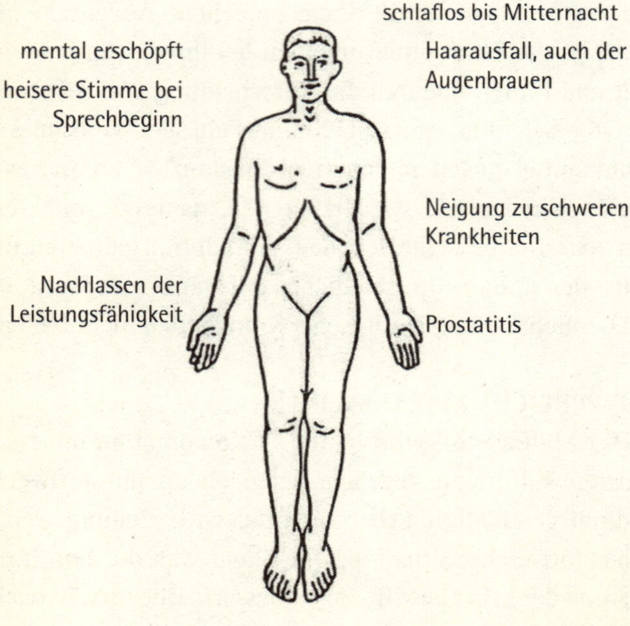

Dies sind die Anwendungen, bei denen *Nr. 26* – Selenium bisher erfolgreich eingesetzt wurde.

Allgemein	Schwermetallvergiftungen, vorzeitiges Altern
Augen	heftige Schmerzen oberhalb des linken Auges, juckende Bläschen am Augenlidrand, Sehstörungen
Atemtrakt	chronische Verstopfung der Nase, Knoten auf den Stimmbändern bei Sängern, morgendlicher Husten mit klarer Schleimabsonderung; starke Ohrschmalzbildung, die zu Einschränkung der Hörfähigkeit führen kann
Haut	abendlicher Juckreiz mit Pustelbildung am Kopf und zwischen den Fingern; Akne, Herpes, generalisierter Haarausfall (auch der Körperbehaarung)
Herz und Kreislauf	Arteriosklerose, Thromboseneigung
Knochen/Gelenke	knackende Gelenke
Nervliche Belastung	Erschöpfung, Nervenschwäche, Schwindel beim Heben des Kopfes
Psyche	Alkoholismus, Artikulationsschwierigkeiten, Depressionen, Geistesarmut; Träume von Auseinandersetzungen, Misshandlungen und Quälerei; Vergesslichkeit
Stoffwechsel/Drüsen	Diabetes mellitus Typ II
Urogenitaltrakt	Inkontinenz, starkes sexuelles Verlangen bei gleichzeitiger Impotenz

Verdauungsorgane	Leberschwäche, Schmerz in der Lebergegend; extrem harter Stuhlgang, der fast nur mit mechanischer Hilfe zu entleeren ist

PSYCHISCHE ZEICHEN DES MINERALBEDARFS

Wer unter Selenmangel leidet, erfährt eine deutlich geminderte psychische und physische Leistungsfähigkeit. Geistige Arbeit ermüdet schnell. Der Betroffene neigt zu Depressionen, Geistesarmut, Insensibilität und Desinteresse an den Abläufen in seiner Umwelt. Besonders im Beruf ist seine Vergesslichkeit ausgeprägt. Dort versäumte Dinge fallen dem Betroffenen im Schlaf wieder ein. Es kann sich bis zur Unfähigkeit steigern, irgendeine Arbeit auszuführen. Beim Reden fällt ein gewisses Stottern auf, zusätzlich werden (Fremd-)Worte in falschem Zusammenhang eingesetzt und/ oder falsch ausgesprochen. Er scheut die Gesellschaft anderer. Ist er aufgeregt, zeigt er sich besonders gegen Abend geschwätzig. In der Nacht hat er Alpträume über Missbrauch und Quälerei.

SEELISCH-GEISTIGER HINTERGRUND

Ein Mangel an Selenium ist ein Zeichen für tiefste Verzweiflung. Die Betroffenen sind so melancholisch, dass sie keinen Ausweg aus dieser Situation sehen. Die Botschaft ist hier, sich den Widrigkeiten des Lebens mutig entgegenzustellen. Die Einnahme unterstützt die Motivation, die Umwelt wahrzunehmen, zu handeln und zu verändern.

ÄUSSERLICHE KENNZEICHEN

Die Zeichen, die auf Selenmangel hinweisen, sind eine ölig glänzende Haut, die schmierig und schmutzig erscheint, mit Mitessern oder Aknepickeln. An der Nasenwurzel, der gleichen Position, an der sich *Nr. 3* – Ferrum phosphoricum D12 mit Schatten zeigt, sind bei einem gesteigerten Bedarf an Selenium deutliche Vertiefungen zu sehen, die wie Grübchen erscheinen. Die Zunge ist dick weiß belegt.

BESONDERHEITEN

Erscheinungen, die mit Selenmangel in Verbindung stehen, zeigen sich durch ein unwiderstehliches Verlangen, sich bei heißem Wetter hinzulegen und zu schlafen. Besonders nachts haben die Betroffenen Hunger. Sie verspüren Verlangen nach Cognac und anderen starken Alkoholika, den nahezu unwiderstehlichen Drang, sich total zu betrinken. In diesem Zustand äußern sie unter Umständen den Wunsch, sich in eine geschlossene psychiatrische Einrichtung einweisen zu lassen. Ihr Schlaf ist leicht, und sie werden immer früh und zur selben Zeit wach. Zucker, Salz, Tee und Limonaden werden schlecht vertragen. In folgenden Nahrungsmitteln ist Selen enthalten: Blumenkohl, Fisch, Sojabohnen, Linsen, Weißkohl, Sauerkraut.

Nr. 27 – Kalium bichromicum

Salz der Sportler, cholesterinsenkend,
fördert den Fett- und Kohlenhydratstoffwechsel.
Fördert die Ausheilung alter Infekte.

Nr. 27 – Kalium bichromicum wirkt zwar vor allem an den Schleimhäuten, aber auch im Bereich des Fett- und Kohlenhydratstoffwechsels bei Diabetes, vor allem Diabetes mellitus Typ II, ist es indiziert. Ebenso wurde es von Dr. Schöpfwinkel zur Anregung der Erneuerung der roten Blutkörperchen bei Anämie sowie bei Nebennierenerkrankungen und der Basedow'schen Schilddrüsenerkrankung eingesetzt. Es wird als Schüßlersalz, aber auch in der Homöopathie gegen Entzündungen der Schleimhäute verwendet, vor allem gegen Nebenhöhlenentzündungen. **Jedoch ist darauf zu achten, dass es nicht im beginnenden Infekt gegeben wird.**

KÖRPERLICHE MERKMALE

Kalium bichromicum ist ein Mittel bei allen Schleimhautkatarrhen im Kiefer- und Stirnhöhlenbereich, besonders bei sehr zäh-strähnigen Schleimabsonderungen (in Kombination mit *Nr. 4* – Kalium chloratum). Es kann zu Geruchsverlust kommen. Bei geschwürartigen Veränderungen der Haut (langwierige Hornhautgeschwüre) und chronischen Eiterungen oder Katarrhen sollte an eine Kombination mit *Nr. 12* – Calcium sulfuricum gedacht werden.

Da es an der Regulierung des Cholesterins beteiligt ist, ist es zur Arteriosklerose-Vorbeugung einsetzbar. Durch den Einfluss auf den Hunger-Sättigungs-Mechanismus kann es als Essbremse zur Gewichtsabnahme eingesetzt werden. Ferner wird es angewendet, um Körperfett in Muskeln zu verwandeln, vor allem in Verbindung mit Sport. Besonders Sportler benötigen viel Kalium bichromicum, da sie im Vergleich zu Nichtsportlern mehr als das Doppelte an Chrom verbrauchen.

Ein deutlicher Hinweis auf den Mangel an *Nr. 27* – Kalium bichromicum ist punktförmiger Schmerz. Die schmerzhafte Stelle (meist an der Nasenwurzel) kann mit der Fingerspitze abgedeckt werden.

KONSTITUTIONSTYP

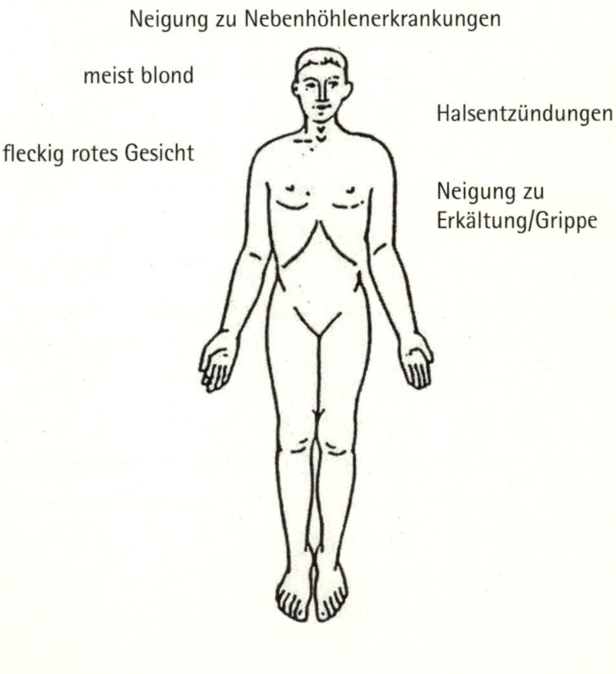

Erst wenn der Katarrh »reif« ist, die Absonderung zäh und dick wird, kommt Kalium bichromicum zum Einsatz.

Dies sind die Anwendungen, bei denen *Nr. 27* – Kalium bichromicum bisher erfolgreich eingesetzt wurde.

Allgemein	Gliederschmerzen
Augen	besonders im rechten Auge durch Kopfschmerzen verursachte Sehstörungen; Farbensehen, latente Sehminderung, Lichtempfindlichkeit
Atemtrakt	Bronchitis, Erkältung, Geschwüre, Grippe, Halsentzündung, Husten, Nebenhöhlenentzündung, Schnupfen
Haut	Hautausschläge, die an Masern erinnern; Lupus erythemathodes
Herz und Kreislauf	Arteriosklerose, Blutarmut
Knochen/Gelenke	Bewegungsschmerz in Hüften und Knien; punktuell, einseitig auftretender Kopfschmerz; springender rheumatischer Schmerz, oft in den Schultern und Ellenbogen
Nervliche Belastung	einschießende Neuralgien
Psyche	Angst, die sich in der Brust sammelt; abwesend
Stoffwechsel/Drüsen	Diabetes mellitus Typ II, Fettsucht, hormonell bedingte Hitzewallungen; metabolisches Syndrom (hoher Blutdruck, Hypercholesterinämie, Fettleibigkeit, Diabetes mellitus Typ II); Übergewicht

Urogenitaltrakt	andauernde Nierenschmerzen, Harndrang, Scheidentrockenheit, verkürzter Periodenzyklus
Verdauungsorgane	Magen-Darm-Katarrh, starke Schläfrigkeit nach dem Essen, wässrige Durchfälle am Morgen

PSYCHISCHE ZEICHEN DES MINERALBEDARFS

Der *Nr. 27* – Kalium-bichromicum-Typ wirkt düster, schwermütig, übellaunig und leicht reizbar. Er ist emotional abgekapselt bis hin zur Gleichgültigkeit gegenüber seiner Umwelt. Der Betroffene ist tüchtig und korrekt. Er lebt in seiner eigenen kleinen Welt. Alles hat in geordneten Bahnen zu verlaufen und beinhaltet wenig Varianz. Selbst Sexualität verläuft nach Stundenplan. Alles wird bis ins Detail geplant und durchgeführt. Er will in extremer Weise zeigen, wie gut er seine Arbeit macht, gegen die er allerdings eine tiefe Abneigung verspürt. Er könnte auch als starr und verkalkt bezeichnet werden. Er hat ein schwaches Gedächtnis und konzentriert sich auf sein Zuhause, ist ein Einzelgänger, braucht keine Gesellschaft, lässt aber auch niemanden an sich heran. »Er hat keine Probleme!« Spiritualität wird kategorisch abgelehnt.

SEELISCH-GEISTIGER HINTERGRUND

Sicherheit und Kontrolle stehen bei dem *Nr. 27* – Kalium-bichromicum-Bedarfstyp über allem. Alles wird geplant und extrem detailversessen umgesetzt. Durch mangelndes Vertrauen in die Intuition und die Gefühle ist er auf Routine und Gefühlskälte programmiert. Die Routine besteht in immer gleichen Handlungsabläufen. Dadurch wird die Vorhersehbarkeit der Ereignisse sichergestellt. Würde er sich mit Menschen umgeben, müsste er damit rechnen, dass unvorhergesehene Dinge seinen Plan kreuzen. Er würde in einen unbekannten Bereich hineingeraten.

Nr. 27 – Kalium bichromicum lehrt den Betroffenen, die spontanen schönen Dinge in das Leben einzuladen. Jedoch muss das behutsam geschehen, da die sehr enge Welt des *Nr. 27* – Kalium-bichromicum-Typs sonst völlig aus den Fugen gerät und er mit dieser neuen Herausforderung sicher seine Schwierigkeiten hätte.

ÄUSSERLICHE KENNZEICHEN

Das Gesicht des Kalium-bichromicum-Typs ist blass und blutleer. Als wichtigstes Leitsymptom für den Einsatz von Kalium bichromicum gilt, dass dicker, zäher, fadenziehender, gelbgrüner Nasenausfluss vorhanden ist.

Die Zunge ist gelblich glänzend, glatt und hat dicken, gelben, schleimigen Belag mit roten Rändern. Die Papillen treten einzeln deutlich hervor. Der Zungenrand weist schmerzhafte Geschwüre auf. Der Geschmack ist metallisch, bitter oder sauer.

BESONDERHEITEN

Das Salz darf nicht zu Beginn einer Erkältung eingesetzt werden. Kennzeichnend für die Anwendung von Kalium bichromicum ist die zähe, klebrige, fadenziehende Absonderung aus der Nase. Der Schleim ist so zäh, dass der Patient trotz »voller« Nase kaum schneuzen kann. Oft finden wir an einer kleinen Stelle im Gesicht, z. B. der Nasenwurzel, einen schmerzhaften Punkt. Der Schmerz ist einschießend und tritt in der Regel zur selben Tageszeit auf. Störungen, die im Zusammenhang mit *Nr. 27* – Kalium bichromicum stehen, treten besonders morgens gegen 9 Uhr auf und lassen gegen Nachmittag nach. Es besteht ein Verlangen nach sauren Getränken und Bier. Hingegen werden Bitteres, Fett, Fleisch und Wasser abgelehnt.

Druck und Kälte verschlechtern den Zustand. Warme Anwendungen und Wärme allgemein bessern das Befinden. Nach der Mittelgabe tritt oft ein verstärkter Nasenausfluss auf. Dies ist als positives Heilungszeichen anzusehen. Der Tagesbedarf kann mit Nahrungsmitteln wie z.B. Gurken, Kartoffeln, Linsen, Nüssen, Sojabohnen oder weißen Bohnen gedeckt werden.

Häufig gestellte Fragen

In meinen Seminaren oder mit der Leserpost werden mir immer wieder sehr ähnliche Fragen gestellt, die ich an dieser Stelle beantworten möchte.

Die wohl am häufigsten gestellte Frage:
Was unterscheidet die Homöopathie von der Biochemie?
Es kommen sowohl in der Homöopathie als auch in der Biochemie Mittel mit gleichem Namen und Potenzen vor. Ausführlich ist der Unterschied bereits in diesem Buch im Abschnitt »Biochemie – Homöopathie« auf Seite 19 beantwortet worden.

Vertragen sich Biominerale mit anderen Therapien (z.B. Schulmedizin oder Homöopathie)?
Da die Biomineralien dem Körper wichtige Betriebsstoffe liefern, unterstützen sie jede Therapie. Homöopathen berichten, dass die Patienten reaktiver auf die homöopathischen Mittel reagieren. Schulmedizinische Mittel können oft reduziert werden, da die Schüßlersalze den Körper in Balance bringen (vgl. S. 22 ff.).

Wird man von Schüßlersalzen abhängig?
Bis die Mineralstoffdepots des Körpers wieder gefüllt sind, ist häufig ein gesteigertes Verlangen danach zu spüren. Sind die Depots gefüllt, werden die Mineraltabletten meist einfach vergessen. Was der Anwender jedoch sehr schnell bei erneu-

ter Leerung der Depots feststellt, ist das Fehlen von Wohlbefinden.

Warum wirken die Salze auch im psychischen Bereich?
In der Biochemie haben Tiefpotenzen D6 und D12 den stofflichen Aspekt im Vordergrund. Da die Mittel jedoch potenziert sind und durch dieses Verfahren das Schwingungsfeld energetisch verstärkt worden ist, findet gleichzeitig bei geringer Dosierung (max. 3-mal 3 Pastillen bei den Salzen 1 bis 12, 3-mal 2 Pastillen bei den Salzen 13 bis 27) eine Wirkung auf die Psyche statt.

Warum müssen die Biominerale im Mund zergehen?
Die Wirkstoffe werden über die Mundschleimhaut und die Schleimhaut der Speiseröhre aufgenommen und durch die Zwischenzellflüssigkeit zum Ort der geringsten Konzentration transportiert.
Im Magen würden die Biominerale durch die starke Säure des Magensaftes verändert werden und in ihrer Wirkung geschwächt. Um das gleiche Ergebnis zu erzielen wie mit nicht aufgelösten Pastillen, ist dann circa ¼ mehr einzunehmen.

Warum schmecken und zergehen die Salze unterschiedlich?
Einige Pastillen zergehen im Mund, quasi noch bevor sie auf der Zunge liegen, andere lösen sich fast gar nicht auf. Je schneller die Pastille im Mund zergeht, desto höher ist der Bedarf an diesem Mineral. Ein weiteres Indiz für den hohen Bedarf ist die empfundene Süße, wenn sich die Pastillen auflösen. Je süßer die Pastillen schmecken, desto höher ist der Bedarf.

Mindern Kaffee und Alkohol die Wirkung der Biominerale?
Sowohl Kaffee als auch Alkohol sind Gifte, die den Stoffwechsel beeinträchtigen. Sie belasten Leber und Bauchspeicheldrüse und erhöhen dadurch den Bedarf an *Nr. 6* – Kalium sulfuricum D6, *Nr. 10* – Natrium sulfuricum D6, *Nr. 18* – Calcium sulfuratum, *Nr. 23* – Natrium bicarbonicum und *Nr. 26* – Selenium. Werden diese Stoffe nicht zugeführt, wird die Ausscheidung der Ballaststoffe behindert bis unterdrückt. Das stellt für den Organismus eine große Belastung dar. Es wird also die Wirkung der Minerale nicht gemindert, sondern der Bedarf an Mineralstoffen erhöht.

Wie schnell ist eine Wirkung zu spüren?
Man unterscheidet »Langzeitsalze« und »Kurzzeitsalze«. »Langzeitsalze« sind die Biominerale, die über einen langen Zeitraum (1–2 Jahre) eingenommen werden müssen. Von diesen Mineralien wird viel Substanz verbraucht, und der Einbau in die Zelle findet nur langsam statt. Zu diesen Salzen gehören *Nr. 1* – Calcium fluoratum D12, *Nr. 9* – Natrium phosphoricum D6, *Nr. 11* – Silicea D12, *Nr. 13* – Kalium arsenicosum, *Nr. 15* – Kalium jodatum, *Nr. 18* – Calcium sulfuratum, *Nr. 22* – Calcium carbonicum, *Nr. 23* – Natrium bicarbonicum und *Nr. 24* – Arsenum jodatum.
»Kurzzeitsalze« hingegen wirken spontan. Sie werden vor allem bei akuten Zuständen gegeben. Zu den Kurzzeitsalzen gehören *Nr. 3* – Ferrum phosphoricum D12, *Nr. 5* – Kalium phosphoricum D6, *Nr. 7* – Magnesium phosphoricum D6, *Nr. 19* – Cuprum arsenicosum.

Reicht eine vollwertige Ernährung aus, um ohne Schüßlersalze ausreichend Mineralstoffe aufzunehmen?
Eine vollwertige Ernährung mit Bioprodukten gewährleistet in jedem Fall eine gute Versorgung mit Mineralstoffen. Jedoch ist durch die starke Veränderung der Lebensumstände (Stress, Bewegungsmangel, unregelmäßiger Tagesablauf) der Bedarf gegenüber den Zeiten von Dr. Schüßler erheblich angestiegen. Gleichzeitig ist die Qualität der Nahrung stark zurückgegangen, da die Bodenqualität und die Qualität des Saatguts verändert sind, selbst bei Bio-Ware. Somit steigt der Bedarf an Mineralstoffen von Generation zu Generation weiter an. Diese Differenz auszugleichen, ist leider nur noch über das gezielte Zuführen der Stoffe möglich.

Kann es durch die Einnahme der Salze zu einer Gewichtszunahme kommen?
Durch den Einsatz der Salze wird das Gewebe entschlackt und fester aufgebaut. Es kann dadurch zu einer Gewichtszunahme von 500 bis 1500 g kommen, jedoch ohne dass sich der Umfang verändert.

Gibt es Erstverschlimmerungen durch die Einnahme der Biominerale?
Ja, die gibt es. Ein weitverbreiteter Fehler bei der Einnahme ist allerdings, dann mit der Einnahme aufzuhören. Wenn der Körper durch die Salze aktiv geworden ist, seine »Baustellen« anzugehen, signalisiert die Erstverschlimmerung, dass der Bedarf erheblich höher ist, als die angebotene Menge ausgleichen kann. Es ist in diesem Fall erforderlich, ein bis zwei Mal mindestens die doppelte Menge an Mineralien einzuneh-

men, wie die Verordnung vorsieht. Nur dann hat der Körper genug Kraft, den begonnenen Prozess zu durchlaufen und zu heilen. Im Allgemeinen zeigen sich die Erstverschlimmerungen von außen nach innen und von neu nach alt. Das bedeutet, dass oft zuerst die Haut reagiert und dann die Gelenke. Symptome, die erst vor kurzem aufgetreten sind, zeigen sich noch einmal. Aber auch Symptome, die schon »erledigt« geglaubt waren, flammen kurz noch einmal auf, um dann für immer zu verschwinden. Hat der Betroffene diesen Prozess hinter sich gebracht, kann man davon ausgehen, dass die Symptome nicht mehr auftreten.

Kann es bei der Einnahme zu Durchfällen kommen?
Tritt Durchfall nach der Einnahme der Biominerale auf, ist das eine Reaktion des Organismus, seine Schlacken und Belastungsstoffe loszulassen und abzugeben. Reagiert der Körper mit Durchfällen (der in Einzelfällen auch schon mal bis zu drei Wochen anhalten kann), ist diese Reinigung längst überfällig. Der Trägerstoff Milchzucker verursacht keinen Durchfall, sondern nur weichere Stühle. Die angebliche Laktoseintoleranz verschwindet nach einigen Wochen, wenn sich unter der Einnahme der Pastillen die Darmflora reorganisiert hat und es wieder zu einer gesunden Zusammensetzung gekommen ist.

Kann es durch die Einnahme zu Verstopfung kommen?
Je nach Wahl der Mittel kann es sich bei Verstopfung um eine kurzfristige Erstverschlimmerung handeln. In diesem Fall ist einmalig die doppelte Menge der verordneten Pastillen einzunehmen, damit der Körper durch den begonnenen

Prozess hindurchgehen kann. Es ist auch sehr wichtig, ausreichend *Wasser* zu trinken. 25 ml/kg Körpergewicht als tägliche Wassermenge ist das Minimum für eine ausreichende Körperfunktion.
Ein weiterer Grund der Verstopfung kann darin liegen, dass es durch die Einnahme der Schüßlersalze zum vermehrten Stoffwechsel kommt und daher nicht ausreichend Flüssigkeit für den Stuhlgang zur Verfügung steht.

Kann es durch die Einnahme zu Sodbrennen oder Magenbeschwerden kommen?
Ist die *Nr. 9* – Natrium phosphoricum D6 in der Verordnung enthalten, wird dadurch der Säure-Basen-Haushalt ausgeglichen. Ist der Betroffene durch einen hohen Säurespiegel belastet, gibt der Organismus über die Magensäure vermehrt Säure ab. Es kann dann auch zu Sodbrennen kommen. Auch hier gilt: die doppelte Menge an *Nr. 9* – Natrium phosphoricum D6, zusätzlich noch *Nr. 8* – Natrium chloratum D6, und *Nr. 23* – Natrium bicarbonicum, und die Störungen sind bald vergessen.

Greift Milchzucker die Zähne an?
Durch die Mineralstoffe in den Pastillen werden Zähne und Zahnschmelz eher gestärkt als geschädigt. Auch nach langer Einnahme sind keine Fälle von Karies oder Zahnschäden bekannt geworden. Milchzucker ist in jedem Käse und in jedem Schluck Milch enthalten. In größeren Portionen, wie bei der Einnahme von Schüßlersalzen, wirkt der Milchzucker unter Umständen etwas abführend.

Wie kommt es, dass sich auch bei längerer Einnahme kein Erfolg einstellt?

Die häufigste Ursache liegt in der zu geringen Dosierung der Salze. Viele Therapeuten und leider auch die Beipackzettel der Firmen geben eine Anzahl von 3-mal 1 bis 3-mal 2 Pastillen an. Es hat sich in der Praxis aber gezeigt, dass das zu wenig ist, um die Depots wieder zu füllen. In meiner Sprechstunde haben sich Dosierungen von 10 bis 12 Pastillen täglich bei körperlichen und 6 bis 9 Pastillen bei psychischen oder seelischen Themen als die wirksamsten gezeigt. Auch hat der Körper seine eigene Prioritätenliste bei der Bearbeitung der Symptome. Zuerst werden die Depots gefüllt, die für die Aufrechterhaltung der regelgerechten Funktion am wichtigsten sind. Da stehen Störungen an Herz, Hirn und Nieren ganz vorn und Leiden, die den Bewegungsapparat betreffen, haben eine niedrigere Priorität.

Weitere Ursachen können die Einnahme der falschen Salze oder massive Störungen des Schlafplatzes sein. Es gibt natürlich auch durchaus (selbst wenn es sich in manchen Büchern anders anhört) Störungen, die nicht auf einen Mineralmangel zurückzuführen sind und sich daher auch nicht über diesen Weg beheben lassen.

Um eine Veränderung des Befindens zu bewirken, ist eine Veränderung des Denkens und damit auch des Handelns erforderlich. Denn die Art und Weise des Denkens, die bisher verfolgt wurde, hat den Betroffenen dahin gebracht, wo er jetzt steht. Wenn diese Situation verändert werden soll, so muss neben der Einnahme der Biominerale vor allem das Denken verändert werden, denn sonst wird sich keine anhaltende Verbesserung einstellen können.

Können die Schüßlersalze auch aufgelöst und getrunken werden?

Diese Frage wird immer wieder, auch unter Schüßler-Fachleuten, heiß diskutiert. Der Mineralstoff wird unter Umgehung der Magen-Darm-Passage direkt durch die Mundschleimhaut und die Zwischenzellflüssigkeit durch Osmose zum Ort des höchsten Bedarfs gesogen. So behalten die Biominerale auch bei einer gestörten Magen-Darm-Flora ihre Wirksamkeit. Werden die Schüßlersalze aufgelöst, bleibt, wenn das Wasser nicht wie ein guter Wein gekaut wird, keine Zeit, die Mineralstoffe über die Schleimhaut aufzunehmen. Die Wirkung wäre deutlich gemindert.

Die einzige Ausnahme stellt die »Heiße 7« dar, die allerdings auch sehr heiß getrunken werden muss, um ihre volle Wirkung zu erzielen.

Können Biominerale auch bei Diabetes mellitus eingenommen werden?

Ja, sie können bedenkenlos eingenommen werden. Es gibt einige Mittel, die die Funktion der Bauchspeicheldrüse unterstützen. Es ist zu berücksichtigen, dass 30 Pastillen dem Milchzuckergehalt einer Broteinheit entsprechen.

Ist während der Einnahme der Salze auf bestimmte Eigenarten zu verzichten?

Da die meisten Gewohnheiten (Kaffee, Alkohol, schwarzer Tee, Schokolade) gleichzeitig auch Mineralräuber sind und den Mangel verstärken, wäre eine Prüfung dieser Gewohnheiten der Gesundheit sicher zuträglich. Jedoch werden die Mittel nicht in ihrer Wirkung aufgehoben (wie bei homöopathischen Mitteln), wenn diese Gewohnheiten weiter beibehalten werden.

Kann man mit der Wahl des Mineralwassers die Mängel ausgleichen?
Im Heilwasser gelöste Mineralstoffe bleiben in der Regel außerhalb der Zelle, da die Molekülgröße nicht zellgängig ist. Die Schüßlersalze sind durch die Potenzierung so aufbereitet, dass sie durch die Zellmembran hindurch in das Zellinnere gelangen.
Sollte man auf Mineralwasser angewiesen sein (z.B. weil die Wasserqualität des Leitungswassers schlecht ist), ist zu empfehlen, das Wasser hin und wieder zu wechseln, da jedes Mineralwasser eine andere Zusammensetzung hat. Besonders mineralstoffarme Mineralwässer sind zu empfehlen.

Kann durch die Mittel mit Arsen eine Vergiftung entstehen?
Das Arsen in den Mitteln ist nur ein Teil des Mittels selbst. Es ist damit keine Arsenvergiftung zu provozieren, da es sich nicht um reines Arsen handelt und es sehr stark verdünnt ist.

Fallbeispiele aus der Praxis

Allergie

Immer mehr Patienten kommen wegen zunehmenden Allergien in die Praxis. Da Allergien ein Ergebnis eines überforderten Organismus sind, wird dem Patienten zunächst eine Entgiftung und Ernährungsumstellung empfohlen. Zusätzlich wird für eine Zeit von 6 Monaten folgende Kombination eingenommen: *Nr. 2* – Calcium phosphoricum D6, *Nr. 3* – Ferrum phosphoricum D12, *Nr. 4* – Kalium chloratum D6, *Nr. 8* – Natrium chloratum D6 je 12 Pastillen. *Nr. 17* – Manganum sulfuricum, *Nr. 19* – Cuprum arsenicosum, *Nr. 22* – Calcium carbonicum je 6 Pastillen, *Nr. 24* – Arsenum jodatum 12 Pastillen, im akuten Schub alle Stunde 1 Pastille.

Endometriose

Viele Patientinnen kommen nach einer oft jahrelangen Odyssee durch Arztpraxen zu mir mit der Diagnose Endometriose. Die Schulmedizin ist da relativ machtlos. Ihre Empfehlung läuft in der Regel auf Operationen hinaus. Ich verordne zunächst eine Entgiftungstherapie und Ernährungsumstellung und zusätzlich *Nr. 4* – Kalium chloratum D6, *Nr. 10* – Natrium sulfuricum D6, *Nr. 12* – Calcium sulfuricum D6 je 15 Pastillen täglich sowie *Nr. 14* – Kalium bromatum und *Nr. 25* – Aurum chloratum natronatum je 7 Pastillen täglich. Bei starken Schmerzen kann auch die »Heiße 7« und *Nr. 19* – Cuprum arsenicosum dazugenommen werden.

Epilepsie

Eine Patientin, 40 Jahre alt, klagte trotz schulmedizinischer Medikamente immer wieder über Absencen (kurze Phasen der Abwesenheit, die auch als »Petit mal« bezeichnet werden). Ich verordnete ihr 3-mal täglich *Nr. 2* – Calcium phosphoricum D6 und *Nr. 7* – Magnesium phosphoricum D6 als heißen Cocktail und *Nr. 4* – Kalium chloratum D6, zusätzlich *Nr. 13* – Kalium arsenicosum, *Nr. 19* – Cuprum arsenicosum, *Nr. 21* – Zincum chloratum täglich je 3-mal 2 Pastillen. Die Phasen der Anfälle haben sich deutlich verringert. Die schulmedizinische Verordnung konnte reduziert werden.

Heftigste Periodenbeschwerden

Eine Patientin fiel immer, wenn sie ihre Periode bekam, für zwei Tage bei der Arbeit aus. Nur mit stärksten Schmerzmitteln überstand sie diese Tage. Ich empfahl ihr, zwei Wochen vor dem erwarteten Periodentermin 3-mal täglich eine »Heiße 7« einzunehmen und zusätzlich 18 Pastillen *Nr. 3* – Ferrum phosphoricum D12 und vier Wochen 10 Pastillen *Nr. 25* – Aurum chloratum natronatum. Bereits bei der folgenden Periodenblutung konnte sie, zwar mit zusätzlichen Schmerzmitteln, weiter arbeiten gehen. Bei der nächsten Periode wurden nicht nur die Schmerzen deutlich weniger, auch die starken Blutungen ließen nach. Nach drei Monaten hatte sie eine ganz normale Regelblutung, ohne Schmerzen und mit nur drei Tagen Blutungen. So ist es seither auch geblieben.

Sodbrennen seit Jahren

Zwei Teilnehmer eines Kurses erzählten übereinstimmend, dass sie seit Jahren unter Sodbrennen leiden. Ich empfahl ihnen, direkt im Kurs in größeren Mengen (30 Pastillen) *Nr. 9* – Natrium phosphoricum D6 und *Nr. 8* – Natrium chloratum D6 und 15 Pastillen *Nr. 4* – Kalium chloratum D6 über den Tag verteilt zu nehmen. Am Abend war bei beiden das Beschwerdebild so gut wie lange nicht mehr. Sie nahmen diese Dosis noch zwei weitere Tage und leiden seither nicht mehr unter täglichem Sodbrennen.

Die hohe Dosierung von 30 Pastillen über den Tag dient dazu, erst einmal die Schleimhaut mit dem zu versorgen, was ihr fehlt. Da diese beiden Herren schon so lange Beschwerden hatten, musste auch ein hoher Mangel vorliegen. Es reicht jedoch völlig aus, diese Dosis über zwei Tage zu geben. Damit ist der Mangel zwar nicht behoben, aber die wichtigsten Baustellen sind geschlossen. Anschließend wird mit einer geringeren Dosis der weitere Bedarf gedeckt.

Unerfüllter Kinderwunsch

In den Jahren meiner Praxis kamen immer mal wieder Paare, die sich sehnlichst ein Kind wünschten und schon sehr viel ausprobiert hatten. Mittlerweile laufen durch die Maßnahmen, die ich Ihnen im Folgenden beschreibe, bereits 15 Kinder durch die Welt!

Es wurden jeweils beide Partner entgiftet. Ferner wurde über die Lebensweise und die Ernährung gesprochen. Zusätzlich verordnete ich für »sie« und »ihn« *Nr. 2* – Calcium phosphoricum D6, *Nr. 12* – Calcium sulfuricum D6 und *Nr. 13* – Kalium arsenicosum je 8 Pastillen.

Symptome und Erkrankungen – Eine alphabetische Übersicht

Nachfolgend sind Symptome und Empfehlungen zur Behandlung aufgeführt. Teilweise sind acht oder zehn unterschiedliche Mittel empfohlen. *Bei den Ergänzungsmitteln sollten nicht mehr als drei kombiniert werden.* Es empfiehlt sich, aus der Beschreibung der jeweiligen Mittel das herauszusuchen, was am besten auf den derzeitigen Zustand zutrifft. Die Ergänzungsmittel werden je nach Intensität der Symptome mit 2-mal 3 bis 3-mal 4 Pastillen täglich eingenommen. Wenn im Feld »Anwendungen« kein Eintrag vorhanden ist, ist das passendste Mittel anzuwenden.
Die Vorschläge sind das Ergebnis meiner praktischen und empirischen Arbeit mit den Salzen in meiner Praxis. Weitere Empfehlungen für die Salze 1–12 finden Sie in meinem Buch »Gesund durch Schüßler-Salze«, Seite 157 ff. In der Beschreibung sind für die Ergänzungsmittel keine Potenzen vorgegeben, da D12 und D6 gleichermaßen verwendet werden können.

Symptome und Erkrankungen	Biomineral	Anwendungen
Abwehrschwäche	*Nr. 1* – Calcium fluoratum D12 *Nr. 2* – Calcium phosphoricum D6 *Nr. 3* – Ferrum phosphoricum D12 *Nr. 5* – Kalium phosphoricum D6 *Nr. 6* – Kalium sulfuricum D6 *Nr. 11* – Silicea D12 *Nr. 15* – Kalium jodatum *Nr. 16* – Lithium chloratum *Nr. 19* – Cuprum arsenicosum *Nr. 23* – Natrium bicarbonicum	als Kur jedes Biomineral je eine Woche 3-mal 4 Pastillen täglich
Abszesse allgemein	*Nr. 9* – Natrium phosphoricum D6 *Nr. 12* – Calcium sulfuricum D6	alle 5 Minuten je 1 Pastille
Abszesse am Anus	*Nr. 9* – Natrium phosphoricum D6 *Nr. 12* – Calcium sulfuricum D6 *Nr. 18* – Calcium sulfuratum	alle 5 Minuten je 1 Pastille und lokal als Salbe verwenden
Achselschweiß	*Nr. 2* – Calcium phosphoricum D6 *Nr. 8* – Natrium chloratum D6 *Nr. 23* – Natrium bicarbonicum	je 3-mal 5 Pastillen, zusätzlich Salbeitee trinken
Afterbrennen	*Nr. 3* – Ferrum phosphoricum D12 *Nr. 9* – Natrium phosphoricum D6 *Nr. 13* – Kalium arsenicosum	je 3-mal 5 Pastillen und lokal als Salben

Symptome und Erkrankungen	Biomineral	Anwendungen
Aftereinrisse	*Nr. 1* – Calcium fluoratum D12 *Nr. 8* – Natrium chloratum D6 *Nr. 11* – Silicea D12	je 3-mal 3 Pastillen lokal als Salben
Akne	*Nr. 1* – Calcium fluoratum D12 *Nr. 3* – Ferrum phosphoricum D12 *Nr. 4* – Kalium chloratum D6 *Nr. 9* – Natrium phosphoricum D6 *Nr. 10* – Natrium sulfuricum D6 *Nr. 11* – Silicea D12 *Nr. 12* – Calcium sulfuricum D6 *Nr. 13* – Kalium arsenicosum *Nr. 14* – Kalium bromatum *Nr. 15* – Kalium jodatum *Nr. 21* – Zincum chloratum *Nr. 24* – Arsenum jodatum	je 3-mal 3 Pastillen; säurebildende Lebensmittel und süße Getränke meiden basische Bäder und basische Gesichtsmasken anwenden
Akne im Genitalbereich	*Nr. 12* – Calcium sulfuricum D6 *Nr. 19* – Cuprum arsenicosum	säurebildende Lebensmittel und süße Getränke meiden
Allergien allgemein	*Nr. 2* – Calcium phosphoricum D6 *Nr. 3* – Ferrum phosphoricum D12 *Nr. 4* – Kalium chloratum D6 *Nr. 8* – Natrium chloratum D6 *Nr. 17* – Manganum sulfuricum *Nr. 19* – Cuprum arsenicosum *Nr. 22* – Calcium carbonicum *Nr. 24* – Arsenum jodatum	je 3-mal 2 Pastillen in der akuten Phase auch mehr

Symptome und Erkrankungen	Biomineral	Anwendungen
Alterserscheinungen	*Nr. 11* – Silicea D12 *Nr. 15* – Kalium jodatum *Nr. 16* – Lithium chloratum *Nr. 17* – Manganum sulfuricum *Nr. 21* – Zincum chloratum *Nr. 22* – Calcium carbonicum	
Alterssichtigkeit	*Nr. 1* – Calcium fluoratum D12 *Nr. 16* – Lithium chloratum	3-mal 3 Pastillen
Alzheimer Erkrankung	*Nr. 19* – Cuprum arsenicosum	zusätzlich zu ärztlichen Maßnahmen
Amalgam-Vergiftung	*Nr. 8* – Natrium chloratum D6 *Nr. 9* – Natrium phosphoricum D6 *Nr. 10* – Natrium sulfuricum D6 *Nr. 18* – Calcium sulfuratum	Chlorella, Bärlauch und Koriander eignen sich zur vollständigen Ausleitung
Anämie	*Nr. 3* – Ferrum phosphoricum D12 *Nr. 19* – Cuprum arsenicosum	4-mal 5 Pastillen 3-mal 2 Pastillen
Angst ○ allgemein ○ als 1.-Hilfe-Maßnahme ○ durch Enge ○ bei Luftmangel ○ vor Veränderungen	*Nr. 2* – Calcium phosphoricum D6 *Nr. 7* – Magnesium phosphoricum D6 *Nr. 5* – Kalium phosphoricum D6 *Nr. 22* – Calcium carbonicum *Nr. 2* – Calcium phosphoricum D6 Nr. 6 Kalium sulfuricum D6 Nr. 1 Calcium fluoratum D12	*Nr. 2* und *Nr. 7* als Cocktail mit je 15 Pastillen in kochendem Wasser auflösen

Symptome und Erkrankungen	Biomineral	Anwendungen
Aphten	*Nr. 12* – Calcium sulfuricum D6	alle 10 Minuten direkt auf die betroffenen Stellen legen
Appetitlosigkeit	*Nr. 2* – Calcium phosphoricum D6 *Nr. 4* – Kalium chloratum D6 *Nr. 8* – Natrium chloratum D6 *Nr. 15* – Kalium jodatum *Nr. 22* – Calcium carbonicum	Vitaminzufuhr, Darmschleimhaut sanieren
Arteriosklerose	*Nr. 1* – Calcium fluoratum D12 *Nr. 7* – Magnesium phosphoricum D6 *Nr. 11* – Silicea D12 *Nr. 15* – Kalium jodatum *Nr. 16* – Lithium chloratum *Nr. 17* – Manganum sulfuricum *Nr. 22* – Calcium carbonicum *Nr. 25* – Aurum chloratum natronatum *Nr. 26* – Selenium *Nr. 27* – Kalium bichromicum	je 3-mal 2 Pastillen

Symptome und Erkrankungen	Biomineral	Anwendungen
Arthrose	*Nr. 1* – Calcium fluoratum D12 *Nr. 2* – Calcium phosphoricum D6 *Nr. 3* – Ferrum phosphoricum D12 *Nr. 6* – Kalium sulfuricum D6 *Nr. 8* – Natrium chloratum D6 *Nr. 9* – Natrium phosphoricum D6 *Nr. 11* – Silicea D12 *Nr. 12* – Calcium sulfuricum D6 *Nr. 17* – Manganum sulfuricum	Nr. 1 und Nr. 11 täglich 12 Pastillen; die anderen Salze im täglichen Wechsel mit 3-mal 3 Pastillen
Asthma	*Nr. 4* – Kalium chloratum D6 *Nr. 5* – Kalium phosphoricum D6 *Nr. 6* – Kalium sulfuricum D6 *Nr. 7* – Magnesium phosphoricum D6 *Nr. 8* – Natrium chloratum D6 *Nr. 13* – Kalium arsenicosum *Nr. 14* – Kalium bromatum *Nr. 19* – Cuprum arsenicosum *Nr. 21* – Zincum chloratum *Nr. 24* – Arsenum jodatum	Ernährung umstellen (zucker- und milchfrei), weitere Allergiefaktoren ausschließen, psychologische Ursachen finden
Atemnot	*Nr. 5* – Kalium phosphoricum D6 *Nr. 7* – Magnesium phosphoricum D6 *Nr. 13* – Kalium arsenicosum *Nr. 19* – Cuprum arsenicosum *Nr. 25* – Aurum chloratum natronatum	alle 10 Minuten je eine Pastille

Symptome und Erkrankungen	Biomineral	Anwendungen
Aufstoßen	*Nr. 8* – Natrium chloratum D6 *Nr. 9* – Natrium phosphoricum D6	alle 5 Minuten im Wechsel
Augenentzündungen	*Nr. 3* – Ferrum phosphoricum D12 *Nr. 21* – Zincum chloratum	3-mal 4 Pastillen
Augenlid-entzündung	*Nr. 4* – Kalium chloratum D6 *Nr. 17* – Manganum sulfuricum	3-mal 2 Pastillen
Augenlid-zucken	*Nr. 5* – Kalium phosphoricum D6 *Nr. 11* – Silicea D12	2-mal 5 Pastillen
Autofahrer-mischung	*Nr. 3* – Ferrum phosphoricum D12 *Nr. 5* – Kalium phosphoricum D6 *Nr. 6* – Kalium sulfuricum D6 *Nr. 8* – Natrium chloratum D6 *Nr. 9* – Natrium phosphoricum D6	je 10 Stück gemischt während der Autofahrt nehmen
Morbus Basedow	*Nr. 2* – Calcium phosphoricum D6 *Nr. 7* – Magnesium phosphoricum D6 *Nr. 14* – Kalium bromatum *Nr. 15* – Kalium jodatum	*Nr. 2* und *7* je 3-mal 5 Pastillen *Nr. 14* oder *15* 3-mal 2 Pastillen
Bauchspeicheldrüsen-entzündung, chronisch	*Nr. 7* – Magnesium phosphoricum D6 *Nr. 10* – Natrium sulfuricum D6 *Nr. 17* – Manganum sulfuricum *Nr. 19* – Cuprum arsenicosum	je 3-mal 2 Pastillen

Symptome und Erkrankungen	Biomineral	Anwendungen
Bauchspeicheldrüsenschwäche	*Nr. 10* – Natrium sulfuricum D6 *Nr. 13* – Kalium arsenicosum *Nr. 15* – Kalium jodatum *Nr. 20* – Kalium aluminium sulfuricum *Nr. 21* – Zincum chloratum *Nr. 23* – Natrium bicarbonicum	je 3-mal 2 Pastillen
Bettnässen	*Nr. 2* – Calcium phosphoricum D6 *Nr. 3* – Ferrum phosphoricum D12 *Nr. 5* – Kalium phosphoricum D6 *Nr. 14* – Kalium bromatum *Nr. 20* – Kalium aluminium sulfuricum	je 3-mal 3 Pastillen; Schlafplatzentstörung, Bachblüten
Beinmüdigkeit	*Nr. 6* – Kalium sulfuricum D6 *Nr. 20* – Kalium aluminium sulfuricum	je 3-mal 2 Pastillen
Bindehautentzündung	*Nr. 1* – Calcium fluoratum D12 *Nr. 6* – Kalium sulfuricum D6 *Nr. 9* – Natrium phosphoricum D6 *Nr. 13* – Kalium arsenicosum *Nr. 15* – Kalium jodatum *Nr. 16* – Lithium chloratum *Nr. 24* – Arsenum jodatum	ärztlich abklären lassen

Symptome und Erkrankungen	Biomineral	Anwendungen
Blähungen	*Nr. 3* – Ferrum phosphoricum D12 *Nr. 6* – Kalium sulfuricum D6 *Nr. 7* – Magnesium phosphoricum D6 *Nr. 9* – Natrium phosphoricum D6 *Nr. 16* – Lithium chloratum *Nr. 19* – Cuprum arsenicosum *Nr. 20* – Kalium aluminium sulfuricum	
Bänderriss	*Nr. 3* – Ferrum phosphoricum D12 *Nr. 11* – Silicea D12	4-mal 5 Pastillen täglich
Bänderdehnung	*Nr. 1* – Calcium fluoratum D12 *Nr. 5* – Kalium phosphoricum D6 *Nr. 8* – Natrium chloratum D6	3-mal 5 Pastillen täglich
Bandscheibenbeschwerden	*Nr. 1* – Calcium fluoratum D12 *Nr. 3* – Ferrum phosphoricum D12 *Nr. 8* – Natrium chloratum D6 *Nr. 11* – Silicea D12	je 3-mal 3 Pastillen täglich
Bienenstich	*Nr. 2* – Calcium phosphoricum D6 *Nr. 3* – Ferrum phosphoricum D12 *Nr. 4* – Kalium chloratum D6 *Nr. 8* – Natrium chloratum D6	jede Stunde 2 Pastillen; zusätzlich *Nr. 3* und *Nr. 4*; einspeicheln und den Brei auf den Stich tupfen

Symptome und Erkrankungen	Biomineral	Anwendungen
Blähungen	*Nr. 7* – Magnesium phosphoricum D6 *Nr. 8* – Natrium chloratum D6 *Nr. 9* – Natrium phosphoricum D6 *Nr. 10* – Natrium sulfuricum D6	Heiße 7 und 3-mal 3 Pastillen der restlichen Salze; Darmmilieu und Ernährung prüfen
Bläschen am Zungenrand, brennend	*Nr. 8* – Natrium chloratum D6 *Nr. 12* – Calcium sulfuricum D6 *Nr. 18* – Calcium sulfuratum	30-minütig auf die betroffenen Stellen legen; zusätzlich Salbenanwendungen
Blasenentzündung	*Nr. 3* – Ferrum phosphoricum D12 *Nr. 4* – Kalium chloratum D6 *Nr. 7* – Magnesium phosphoricum D6 *Nr. 8* – Natrium chloratum D6 *Nr. 9* – Natrium phosphoricum D6 *Nr. 12* – Calcium sulfuricum D6 *Nr. 16* – Lithium chloratum *Nr. 21* – Zincum chloratum	sehr viel Wasser trinken (3–4 l täglich); *Nr. 3* im 5-Minuten-Rhythmus einnehmen; von den anderen Salzen je 3-mal 3 Pastillen
Blasengrieß	*Nr. 1* – Calcium fluoratum D12 *Nr. 16* – Lithium chloratum	je 3-mal 3 Pastillen täglich
Blasenschwäche	*Nr. 5* – Kalium phosphoricum D6 *Nr. 9* – Natrium phosphoricum D6 *Nr. 10* – Natrium sulfuricum D6 *Nr. 20* – Kalium aluminium sulfuricum	je 3-mal 3 Pastillen

Symptome und Erkrankungen	Biomineral	Anwendungen
Bleivergiftung	*Nr. 4* – Kalium chloratum D6 *Nr. 8* – Natrium chloratum D6 *Nr. 18* – Calcium sulfuratum	3-mal 4 Pastillen
Blutungen, akut	*Nr. 3* – Ferrum phosphoricum D12 *Nr. 17* – Manganum sulfuricum	alle 10 Min 1 Pastille
Blutungen, chronisch	*Nr. 3* – Ferrum phosphoricum D12 *Nr. 8* – Natrium chloratum D6 *Nr. 17* – Manganum sulfuricum *Nr. 20* – Kalium aluminium sulfuricum	*Nr. 3* und *8* – 3-mal 5 Pastillen; *Nr. 17* und *Nr. 20* je 2 x 3 Pastillen
Bronchitis, akut	*Nr. 3* – Ferrum phosphoricum D12 *Nr. 4* – Kalium chloratum D6 *Nr. 6* – Kalium sulfuricum D6 *Nr. 11* – Silicea D12 *Nr. 12* – Calcium sulfuricum D6 *Nr. 14* – Kalium bromatum *Nr. 15* – Kalium jodatum *Nr. 17* – Manganum sulfuricum *Nr. 19* – Cuprum arsenicosum *Nr. 21* – Zincum chloratum *Nr. 24* – Arsenum jodatum *Nr. 27* – Kalium bichromicum	
Bronchitis, chronisch	*Nr. 4* – Kalium chloratum D6 *Nr. 8* – Natrium chloratum D6 *Nr. 10* – Natrium sulfuricum D6 *Nr. 15* – Kalium jodatum *Nr. 27* – Kalium bichromicum	je 3-mal 3 Pastillen

Symptome und Erkrankungen	Biomineral	Anwendungen
Bulimie	*Nr. 12* – Calcium sulfuricum D6 *Nr. 19* – Cuprum arsenicosum *Nr. 21* – Zincum chloratum	je 2-mal 3 Pastillen; psychologische Beratung
Burn-out-Syndrom	*Nr. 6* – Kalium sulfuricum D6 *Nr. 9* – Natrium phosphoricum D6 *Nr. 11* – Silicea D12 *Nr. 21* – Zincum chloratum *Nr. 26* – Selenium	je 2-mal 4 Pastillen; mentale Einstellung zum Thema »Leistung« prüfen
Cholesterinwerte erhöht	*Nr. 7* – Magnesium phosphoricum D6 *Nr. 9* – Natrium phosphoricum D6 *Nr. 17* – Manganum sulfuricum *Nr. 27* – Kalium bichromicum	Kartoffeln, Nudeln, Reis, Brot meiden (s. Literatur: »Gesund und schlank durch Schüßlersalze«)
Darmbluten	*Nr. 17* – Manganum sulfuricum *Nr. 20* – Kalium aluminium sulfuricum	ärztlich abklären lassen
Darmgrippe	*Nr. 3* – Ferrum phosphoricum D12 *Nr. 6* – Kalium sulfuricum D6 *Nr. 8* – Natrium chloratum D6 *Nr. 10* – Natrium sulfuricum D6 *Nr. 19* – Cuprum arsenicosum	alle 10 Minuten je 1 Pastille; reichlich Wasser zuführen

Symptome und Erkrankungen	Biomineral	Anwendungen
Depressive Zustände/ Niedergeschlagenheit	*Nr. 5* – Kalium phosphoricum D6 *Nr. 6* – Kalium sulfuricum D6 *Nr. 7* – Magnesium phosphoricum D6 *Nr. 11* – Silicea D12 *Nr. 14* – Kalium bromatum *Nr. 15* – Kalium jodatum *Nr. 17* – Manganum sulfuricum *Nr. 22* – Calcium carbonicum	je 7 Pastillen über den Tag verteilt
Diabetes mellitus Typ II	*Nr. 6* – Kalium sulfuricum D6 *Nr. 7* – Magnesium phosphoricum D6 *Nr. 8* – Natrium chloratum D6 *Nr. 9* – Natrium phosphoricum D6 *Nr. 10* – Natrium sulfuricum D6 *Nr. 11* – Silicea D12 *Nr. 17* – Manganum sulfuricum *Nr. 21* – Zincum chloratum *Nr. 23* – Natrium bicarbonicum *Nr. 26* – Selenium	*Nr. 6, 7, 9, 10* je 3-mal 4 Pastillen *Nr. 8, 11, 21, 23* und *26* je 4-mal 2 Pastillen *Nr. 17* - 7 Pastillen

Symptome und Erkrankungen	Biomineral	Anwendungen
Durchblutungsstörungen	*Nr. 2* – Calcium phosphoricum D6 *Nr. 3* – Ferrum phosphoricum D12 *Nr. 4* – Kalium chloratum D6 *Nr. 5* – Kalium phosphoricum D6 *Nr. 17* – Manganum sulfuricum *Nr. 18* – Calcium sulfuratum	*Nr. 2, 3, 4* und *5* je 3-mal 3 Pastillen *Nr. 17 und 18* je 2-mal 3 Pastillen
Durchfall (grundsätzlich)	*Nr. 3* – Ferrum phosphoricum D12 *Nr. 8* – Natrium chloratum D6 *Nr. 19* – Cuprum arsenicosum *Nr. 23* – Natrium bicarbonicum	je 3-mal 3 Pastillen; ärztlich abklären lassen
Eierstockzysten	*Nr. 9* – Natrium phosphoricum D6 *Nr. 14* – Kalium bromatum *Nr. 25* – Aurum chloratum natronatum	3-mal 3 Pastillen
Einschlafstörungen	*Nr. 2* – Calcium phosphoricum D6 *Nr. 7* – Magnesium phosphoricum D6 *Nr. 14* – Kalium bromatum *Nr. 21* – Zincum chloratum	vor dem Schlafengehen *Nr. 2* und *7* je 15 Pastillen als heißen Cocktail; *Nr. 14* und *21* je 4 Pastillen
Eiweißallergie	*Nr. 2* – Calcium phosphoricum D6 *Nr. 12* – Calcium sulfuricum D6 *Nr. 24* – Arsenum jodatum	je 4-mal 2 Pastillen

Symptome und Erkrankungen	Biomineral	Anwendungen
Ekzeme	*Nr. 2* – Calcium phosphoricum D6 *Nr. 6* – Kalium sulfuricum D6 *Nr. 11* – Silicea D12 *Nr. 12* – Calcium sulfuricum D6 *Nr. 13* – Kalium arsenicosum *Nr. 16* – Lithium chloratum *Nr. 17* – Manganum sulfuricum *Nr. 20* – Kalium aluminium sulfuricum *Nr. 22* – Calcium carbonicum *Nr. 23* – Natrium bicarbonicum *Nr. 24* – Arsenum jodatum	*Nr. 2, 6,* und *11* 3-mal 4 Pastillen; zusätzlich Auswahl des zutreffenden Mittels, davon 2-mal 4 Pastillen
Entgiftung	*Nr. 4* – Kalium chloratum D6 *Nr. 6* – Kalium sulfuricum D6 *Nr. 8* – Natrium chloratum D6 *Nr. 9* – Natrium phosphoricum D6 *Nr. 10* – Natrium sulfuricum D6 *Nr. 18* – Calcium sulfuratum	je 2 Salze im täglichen Wechsel 3-mal 4 Pastillen
Entschlackung	*Nr. 2* – Calcium phosphoricum D6 *Nr. 10* – Natrium sulfuricum D6 *Nr. 18* – Calcium sulfuratum	je 3-mal 4 Pastillen

Symptome und Erkrankungen	Biomineral	Anwendungen
Epilepsie	*Nr. 2* – Calcium phosphoricum D6 *Nr. 4* – Kalium chloratum D6 *Nr. 7* – Magnesium phosphoricum D6 *Nr. 13* – Kalium arsenicosum *Nr. 19* – Cuprum arsenicosum *Nr. 21* – Zincum chloratum	zusätzlich zur ärztlichen Versorgung je 3-mal 4 Pastillen
Erbrechen	*Nr. 8* – Natrium chloratum D6 *Nr. 10* – Natrium sulfuricum D6 *Nr. 14* – Kalium bromatum *Nr. 19* – Cuprum arsenicosum *Nr. 22* – Calcium carbonicum *Nr. 24* – Arsenum jodatum	je 2-mal 3 Pastillen, ausreichend trinken
Erinnerungsvermögen schlecht	*Nr. 5* – Kalium phosphoricum D6 *Nr. 8* – Natrium chloratum D6 *Nr. 10* – Natrium sulfuricum D6 *Nr. 11* – Silicea D12 *Nr. 22* – Calcium carbonicum	je 3-mal 2 Pastillen
Erkältung	*Nr. 3* – Ferrum phosphoricum D12 *Nr. 5* – Kalium phosphoricum D6 *Nr. 8* – Natrium chloratum D6 *Nr. 10* – Natrium sulfuricum D6 *Nr. 17* – Manganum sulfuricum *Nr. 22* – Calcium carbonicum *Nr. 23* – Natrium bicarbonicum *Nr. 27* – Kalium bichromicum	*Nr. 3, 5, 8* und *10* je 4 Pastillen alle Stunde; *Nr. 17, 22* und *23* je 3-mal 2 Pastillen *Nr. 27* nur bei chronischen Erkältungen 3-mal 3 Pastillen

Symptome und Erkrankungen	Biomineral	Anwendungen
Erschöpfung	*Nr. 2* – Calcium phosphoricum D6 *Nr. 5* – Kalium phosphoricum D6 *Nr. 7* – Magnesium phosphoricum D6 *Nr. 13* – Kalium arsenicosum *Nr. 14* – Kalium bromatum *Nr. 16* – Lithium chloratum *Nr. 17* – Manganum sulfuricum *Nr. 18* – Calcium sulfuratum *Nr. 20* – Kalium aluminium sulfuricum *Nr. 21* – Zincum chloratum *Nr. 22* – Calcium carbonicum *Nr. 24* – Arsenum jodatum	nach der Beschreibung der Symptome entsprechend das passende Mittel aussuchen; 4-mal 3 Pastillen
Fettherz	*Nr. 9* – Natrium phosphoricum D6 *Nr. 13* – Kalium arsenicosum	je 3-mal 4 Pastillen
Fettsucht	*Nr. 4* – Kalium chloratum D6 *Nr. 9* – Natrium phosphoricum D6 *Nr. 10* – Natrium sulfuricum D6 *Nr. 15* – Kalium jodatum *Nr. 23* – Natrium bicarbonicum *Nr. 27* – Kalium bichromicum	je 3-mal 3 Pastillen
Fieber mit Fieberkrämpfen	*Nr. 3* – Ferrum phosphoricum D12 *Nr. 5* – Kalium phosphoricum D6 *Nr. 19* – Cuprum arsenicosum	alle 5 Minuten je 1 Pastille

Symptome und Erkrankungen	Biomineral	Anwendungen
Fisteln	*Nr. 9* – Natrium phosphoricum D6 *Nr. 11* – Silicea D12 *Nr. 12* – Calcium sulfuricum D6 *Nr. 24* – Arsenum jodatum	je 2-mal 4 Pastillen; auch äußerlich als Salbe anwenden
Flechten	*Nr. 10* – Natrium sulfuricum D6 *Nr. 17* – Manganum sulfuricum	3-mal 4 Pastillen
Furunkel	*Nr. 1* – Calcium fluoratum D12 *Nr. 3* – Ferrum phosphoricum D12 *Nr. 9* – Natrium phosphoricum D6 *Nr. 11* – Silicea D12 *Nr. 12* – Calcium sulfuricum D6 *Nr. 18* – Calcium sulfuratum *Nr. 19* – Cuprum arsenicosum	3-mal 3 Pastillen auch äußerlich als Salbe anwenden
Gallenkolik	*Nr. 3* – Ferrum phosphoricum D12 *Nr. 7* – Magnesium phosphoricum D6 *Nr. 9* – Natrium phosphoricum D6 *Nr. 19* – Cuprum arsenicosum *Nr. 22* – Calcium carbonicum *Nr. 23* – Natrium bicarbonicum	*Nr. 7* als »Heiße 7« *Nr. 3, 9, 19, 22, 23* je 3-mal 3 Pastillen

Symptome und Erkrankungen	Biomineral	Anwendungen
Gallensteine	*Nr. 1* – Calcium fluoratum D12 *Nr. 9* – Natrium phosphoricum D6 *Nr. 10* – Natrium sulfuricum D6 *Nr. 11* – Silicea D12 *Nr. 16* – Lithium chloratum *Nr. 19* – Cuprum arsenicosum *Nr. 23* – Natrium bicarbonicum	je 3-mal 3 Pastillen
Gangunsicherheit	*Nr. 20* – Kalium aluminium sulfuricum	Vitamin B und Blutzucker kontrollieren lassen
Gedächtnisschwäche	*Nr. 2* – Calcium phosphoricum D6 *Nr. 5* – Kalium phosphoricum D6 *Nr. 8* – Natrium chloratum D6 *Nr. 11* – Silicea D12 *Nr. 12* – Calcium sulfuricum D6 *Nr. 13* – Kalium arsenicosum *Nr. 17* – Manganum sulfuricum *Nr. 21* – Zincum chloratum	je 2-mal 3 Pastillen
Gedächtnisverlust	*Nr. 5* – Kalium phosphoricum D6 *Nr. 8* – Natrium chloratum D6 *Nr. 14* – Kalium bromatum	3-mal 2 Pastillen
Gefühlsschwankungen	*Nr. 5* – Kalium phosphoricum D6 *Nr. 9* – Natrium phosphoricum D6 *Nr. 11* – Silicea D12 *Nr. 16* – Lithium chloratum	3-mal 3 Pastillen

Symptome und Erkrankungen	Biomineral	Anwendungen
Gelenkschmerzen ohne Entzündung	*Nr. 1* – Calcium fluoratum D12 *Nr. 5* – Kalium phosphoricum D6 *Nr. 8* – Natrium chloratum D6 *Nr. 17* – Manganum sulfuricum *Nr. 20* – Kalium aluminium sulfuricum	3-mal 3 Pastillen
Gelenkschwellungen (kleine Gelenke)	*Nr. 2* – Calcium phosphoricum D6 *Nr. 4* – Kalium chloratum D6 *Nr. 9* – Natrium phosphoricum D6 *Nr. 10* – Natrium sulfuricum D6 *Nr. 11* – Silicea D12 *Nr. 17* – Manganum sulfuricum	3-mal 3 Pastillen
Geruchsverlust	*Nr. 4* – Kalium chloratum D6 *Nr. 8* – Natrium chloratum D6 *Nr. 27* – Kalium bichromicum	3-mal 3 Pastillen
Geschwüre	*Nr. 1* – Calcium fluoratum D12 *Nr. 5* – Kalium phosphoricum D6 *Nr. 9* – Natrium phosphoricum D6 *Nr. 12* – Calcium sulfuricum D6 *Nr. 27* – Kalium bichromicum	3-mal 3 Pastillen

Symptome und Erkrankungen	Biomineral	Anwendungen
Gicht	*Nr. 4* – Kalium chloratum D6 *Nr. 8* – Natrium chloratum D6 *Nr. 9* – Natrium phosphoricum D6 *Nr. 11* – Silicea D12 *Nr. 12* – Calcium sulfuricum D6 *Nr. 13* – Kalium arsenicosum *Nr. 15* – Kalium jodatum *Nr. 16* – Lithium chloratum *Nr. 17* – Manganum sulfuricum *Nr. 18* – Calcium sulfuratum *Nr. 23* – Natrium bicarbonicum *Nr. 25* – Aurum chloratum natronatum	*Nr. 4, 8, 9, 11* und *23* je 4-mal 3 Pastillen; unter den Ergänzungsmitteln entsprechend das passende Mittel aussuchen; 4-mal 3 Pastillen; Ernährung umstellen
Gliederschmerzen, nachts	*Nr. 10* – Natrium sulfuricum D6 *Nr. 17* – Manganum sulfuricum	abends 3-mal 3 Pastillen
Grauer Star	*Nr. 1* – Calcium fluoratum D12 *Nr. 4* – Kalium chloratum D6 *Nr. 8* – Natrium chloratum D6 *Nr. 9* – Natrium phosphoricum D6 *Nr. 11* – Silicea D12 *Nr. 18* – Calcium sulfuratum	3-mal 4 Pastillen

Symptome und Erkrankungen	Biomineral	Anwendungen
Grippe	*Nr. 3* – Ferrum phosphoricum D12 *Nr. 4* – Kalium chloratum D6 *Nr. 5* – Kalium phosphoricum D6 *Nr. 6* – Kalium sulfuricum D6 *Nr. 10* – Natrium sulfuricum D6 *Nr. 17* – Manganum sulfuricum *Nr. 22* – Calcium carbonicum *Nr. 23* – Natrium bicarbonicum Nr. 27 – Kalium bichromicum	*Nr. 3, 4, 5, 6* und *10* alle Stunde 5 Pastillen; *Nr. 17, 22* und *23* 3-mal 4 Pastillen; *Nr. 27* nicht beim beginnenden Infekt; nach 4 Tagen Infektionszeit 3-mal 4 Pastillen
Haarausfall	*Nr. 1* – Calcium fluoratum D12 *Nr. 3* – Ferrum phosphoricum D12 *Nr. 5* – Kalium phosphoricum D6 *Nr. 11* – Silicea D12 *Nr. 15* – Kalium jodatum *Nr. 17* – Manganum sulfuricum *Nr. 18* – Calcium sulfuratum *Nr. 21* – Zincum chloratum *Nr. 25* – Aurum chloratum natronatum	je 3-mal 2 Pastillen
Hämorrhoiden	*Nr. 1* – Calcium fluoratum D12 *Nr. 6* – Kalium sulfuricum D6 *Nr. 11* – Silicea D12 *Nr. 18* – Calcium sulfuratum *Nr. 20* – Kalium aluminium sulfuricum *Nr. 24* – Arsenum jodatum	4-mal 3 Pastillen

Symptome und Erkrankungen	Biomineral	Anwendungen
Halsentzündung	*Nr. 3* – Ferrum phosphoricum D12 *Nr. 4* – Kalium chloratum D6 *Nr. 5* – Kalium phosphoricum D6 *Nr. 21* – Zincum chloratum *Nr. 22* – Calcium carbonicum *Nr. 27* – Kalium bichromicum	alle 30 Minuten je 2 Pastillen; *Nr. 27* nicht beim beginnenden Infekt; nach 4 Tagen Infektionszeit 3-mal 4 Pastillen
Harnleiterentzündung	*Nr. 3* – Ferrum phosphoricum D12 *Nr. 9* – Natrium phosphoricum D6 *Nr. 15* – Kalium jodatum	alle 10 Minuten 1 Pastille *Nr. 9* und *3*, alle Stunde 1 Pastille *Nr. 15*; sehr viel (3 – 4 Liter) Wasser trinken
Haut, trocken	*Nr. 8* – Natrium chloratum D6 *Nr. 20* – Kalium aluminium sulfuricum	3-mal 3 Pastillen
Hautausschlag	*Nr. 4* – Kalium chloratum D6 *Nr. 8* – Natrium chloratum D6 *Nr. 9* – Natrium phosphoricum D6 *Nr. 11* – Silicea D12 *Nr. 14* – Kalium bromatum *Nr. 22* – Calcium carbonicum *Nr. 23* – Natrium bicarbonicum *Nr. 24* – Arsenum jodatum	3-mal 4 Pastillen; viel Wasser trinken, auf Kosmetik verzichten
Heimweh	*Nr. 1* – Calcium fluoratum D12 *Nr. 5* – Kalium phosphoricum D6 *Nr. 22* – Calcium carbonicum	je 6 Stück/Tag

Symptome und Erkrankungen	Biomineral	Anwendungen
Heiserkeit	*Nr. 3* – Ferrum phosphoricum D12 *Nr. 4* – Kalium chloratum D6 *Nr. 13* – Kalium arsenicosum *Nr. 17* – Manganum sulfuricum	je 3-mal 3 Pastillen
Hepatitis	*Nr. 4* – Kalium chloratum D6 *Nr. 6* – Kalium sulfuricum D6 *Nr. 10* – Natrium sulfuricum D6 *Nr. 11* – Silicea D12 *Nr. 17* – Manganum sulfuricum	je 3-mal 4 Pastillen
Herpes	*Nr. 3* – Ferrum phosphoricum D12 *Nr. 4* – Kalium chloratum D6 *Nr. 8* – Natrium chloratum D6 *Nr. 11* – Silicea D12 *Nr. 21* – Zincum chloratum *Nr. 26* – Selenium	je 3-mal 4 Pastillen
Herzinsuffizienz	*Nr. 5* – Kalium phosphoricum D6 *Nr. 13* – Kalium arsenicosum *Nr. 22* – Calcium carbonicum	3-mal 3 Pastillen
Herzrhythmusstörungen	*Nr. 2* – Calcium phosphoricum D6 *Nr. 15* – Kalium jodatum *Nr. 16* – Lithium chloratum *Nr. 19* – Cuprum arsenicosum *Nr. 21* – Zincum chloratum *Nr. 25* – Aurum chloratum natronatum	je 2-mal 3 Pastillen

Symptome und Erkrankungen	Biomineral	Anwendungen
Herzschwäche	*Nr. 2* – Calcium phosphoricum D6 *Nr. 5* – Kalium phosphoricum D6 *Nr. 7* – Magnesium phosphoricum D6 *Nr. 11* – Silicea D12 *Nr. 15* – Kalium jodatum *Nr. 16* – Lithium chloratum *Nr. 22* – Calcium carbonicum *Nr. 24* – Arsenum jodatum	*Nr. 2, 5, 7* und *11* je 3-mal 4 Pastillen; *Nr. 15* und *16* 3-mal 3 Pastillen; *Nr. 22* und *24* im täglichen Wechsel 2-mal 3 Pastillen
Heuschnupfen/ Allergien	*Nr. 2* – Calcium phosphoricum D6 *Nr. 3* – Ferrum phosphoricum D12 *Nr. 4* – Kalium chloratum D6 *Nr. 6* – Kalium sulfuricum D6 *Nr. 8* – Natrium chloratum D6 *Nr. 17* – Manganum sulfuricum *Nr. 19* – Cuprum arsenicosum *Nr. 22* – Calcium carbonicum *Nr. 24* – Arsenum jodatum	*Nr. 2, 3, 4, 6, 8* und *24* 3-mal 4 Pastillen; *Nr. 17, 19* und *22* zusätzlich im täglichen Wechsel 3-mal 4 Pastillen

Symptome und Erkrankungen	Biomineral	Anwendungen
Hexenschuss	*Nr. 1* – Calcium fluoratum D12 *Nr. 2* – Calcium phosphoricum D6 *Nr. 3* – Ferrum phosphoricum D12 *Nr. 7* – Magnesium phosphoricum D6 *Nr. 9* – Natrium phosphoricum D6 *Nr. 11* – Silicea D12 *Nr. 13* – Kalium arsenicosum *Nr. 15* – Kalium jodatum *Nr. 16* – Lithium chloratum	3-mal 4 Pastillen
Hitzewallungen mit kalten Extremitäten	*Nr. 22* – Calcium carbonicum	2-mal 3 Pastillen
Hornhautentzündung	*Nr. 1* – Calcium fluoratum D12 *Nr. 3* – Ferrum phosphoricum D12 *Nr. 15* – Kalium jodatum	3-mal 4 Pastillen

Symptome und Erkrankungen	Biomineral	Anwendungen
Husten	*Nr. 2* – Calcium phosphoricum D6 *Nr. 3* – Ferrum phosphoricum D12 *Nr. 4* – Kalium chloratum D6 *Nr. 8* – Natrium chloratum D6 *Nr. 14* – Kalium bromatum *Nr. 20* – Kalium aluminium sulfuricum *Nr. 22* – Calcium carbonicum *Nr. 24* – Arsenum jodatum *Nr. 25* – Aurum chloratum natronatum Nr. 27 – Kalium bichromicum	akut: *Nr. 3, 4* und *14*; bellend: *Nr. 2, 4* und *22* 3-mal 4; trocken: *Nr. 4, 8* und *20* 3-mal 4 Pastillen; allergisch: *Nr. 4, 8, 22* und *24* 3-mal 4 Pastillen; chronisch: *Nr. 2, 8, 25* und *27* 3-mal 4 Pastillen
Hypertonie	*Nr. 7* – Magnesium phosphoricum D6 *Nr. 25* – Aurum chloratum natronatum *Nr. 27* – Kalium bichromicum	3-mal täglich als »Heiße 7«; *Nr. 25* und *27* 3-mal 3 Pastillen
Hypotonie	*Nr. 3* – Ferrum phosphoricum D12 *Nr. 5* – Kalium phosphoricum D6 *Nr. 15* – Kalium jodatum *Nr. 25* – Aurum chloratum natronatum	*Nr. 3* und Nr. *5* 3-mal 4 Pastillen; *Nr. 15* und *25* 3-mal 3 Pastillen
Immunschwäche	*Nr. 11* – Silicea D12 *Nr. 21* – Zincum chloratum	je 3-mal 4 Pastillen

Symptome und Erkrankungen	Biomineral	Anwendungen
Inkontinenz (siehe auch Blasenschwäche)	*Nr. 1* – Calcium fluoratum D12 *Nr. 2* – Calcium phosphoricum D6 *Nr. 5* – Kalium phosphoricum D6 *Nr. 20* – Kalium aluminium sulfuricum *Nr. 21* – Zincum chloratum	je 3-mal 4 Pastillen
Ischiasreizung	*Nr. 2* – Calcium phosphoricum D6 *Nr. 5* – Kalium phosphoricum D6 *Nr. 7* – Magnesium phosphoricum D6 *Nr. 9* – Natrium phosphoricum D6 *Nr. 11* – Silicea D12 *Nr. 13* – Kalium arsenicosum *Nr. 15* – Kalium jodatum *Nr. 19* – Cuprum arsenicosum	*Nr. 2, 5, 7, 9* und *11* 3-mal 4 Pastillen; *Nr. 13, 15* und *19* 3-mal 2 Pastillen
Juckreiz	*Nr. 6* – Kalium sulfuricum D6 *Nr. 7* – Magnesium phosphoricum D6 *Nr. 10* – Natrium sulfuricum D6 *Nr. 11* – Silicea D12 *Nr. 13* – Kalium arsenicosum *Nr. 20* – Kalium aluminium sulfuricum *Nr. 21* – Zincum chloratum *Nr. 24* – Arsenum jodatum *Nr. 25* – Aurum chloratum natronatum	*Nr. 6* und *7* 3-mal 4 Pastillen; zusätzlich nach Beschreibung des Salzes das zutreffende Mittel herausfinden, 3-mal 3 Pastillen

Symptome und Erkrankungen	Biomineral	Anwendungen
Karbunkel	*Nr. 11* – Silicea D12 *Nr. 12* – Calcium sulfuricum D6 *Nr. 19* – Cuprum arsenicosum	3-mal 4 Pastillen, zusätzlich äußerliche Anwendung
Karies	*Nr. 1* – Calcium fluoratum D12 *Nr. 2* – Calcium phosphoricum D6 *Nr. 7* – Magnesium phosphoricum D6 *Nr. 11* – Silicea D12 *Nr. 24* – Arsenum jodatum	je 3-mal 3 Pastillen
Kehlkopfentzündung	*Nr. 3* – Ferrum phosphoricum D12 *Nr. 4* – Kalium chloratum D6 *Nr. 8* – Natrium chloratum D6 *Nr. 13* – Kalium arsenicosum *Nr. 14* – Kalium bromatum *Nr. 17* – Manganum sulfuricum	akut: *Nr. 3, 4, 8* und *14* 3-mal 3 Pastillen; chronisch: Nr. *4, 8, 13* und *17* 3-mal 2 Pastillen
Keuchhusten	*Nr. 3* – Ferrum phosphoricum D12 *Nr. 4* – Kalium chloratum D6 *Nr. 6* – Kalium sulfuricum D6 *Nr. 7* – Magnesium phosphoricum D6 *Nr. 19* – Cuprum arsenicosum *Nr. 21* – Zincum chloratum	je 4-mal 2 Pastillen
Kinderwunsch, unerfüllt	*Nr. 2* – Calcium phosphoricum D6 *Nr. 12* – Calcium sulfuricum D6 *Nr. 13* – Kalium arsenicosum	3-mal 3 Pastillen für beide Partner, zusätzlich entgiften

Symptome und Erkrankungen	Biomineral	Anwendungen
Knieschwellungen	*Nr. 1* – Calcium fluoratum D12 *Nr. 8* – Natrium chloratum D6 *Nr. 9* – Natrium phosphoricum D6 *Nr. 15* – Kalium jodatum	je 3-mal 4 Pastillen
Knochenentzündungen	*Nr. 3* – Ferrum phosphoricum D12 *Nr. 7* – Magnesium phosphoricum D6 *Nr. 11* – Silicea D12 *Nr. 13* – Kalium arsenicosum *Nr. 22* – Calcium carbonicum	je 3-mal 4 Pastillen
Knochenhautentzündung	*Nr. 3* – Ferrum phosphoricum D12 *Nr. 7* – Magnesium phosphoricum D6 *Nr. 11* – Silicea D12 *Nr. 15* – Kalium jodatum	je 3-mal 4 Pastillen
Konzentrationsschwäche	*Nr. 2* – Calcium phosphoricum D6 *Nr. 3* – Ferrum phosphoricum D12 *Nr. 11* – Silicea D12 *Nr. 17* – Manganum sulfuricum *Nr. 21* – Zincum chloratum	je 3-mal 2 Pastillen

Symptome und Erkrankungen	Biomineral	Anwendungen
Kopfschmerzen	*Nr. 2* – Calcium phosphoricum D6 *Nr. 7* – Magnesium phosphoricum D6 *Nr. 8* – Natrium chloratum D6 *Nr. 10* – Natrium sulfuricum D6 *Nr. 14* – Kalium bromatum *Nr. 15* – Kalium jodatum *Nr. 16* – Lithium chloratum *Nr. 19* – Cuprum arsenicosum *Nr. 20* – Kalium aluminium sulfuricum *Nr. 21* – Zincum chloratum *Nr. 22* – Calcium carbonicum *Nr. 23* – Natrium bicarbonicum *Nr. 25* – Aurum chloratum natronatum	*Nr. 2* und *7* als heißen Cocktail (15 Pastillen in kochendem Wasser auflösen und sehr heiß trinken); zusätzlich nach Beschreibung des Salzes das zutreffende Mittel herausfinden, 3-mal 3 Pastillen
Knorpelaufbau	*Nr. 5* – Kalium phosphoricum D6 *Nr. 8* – Natrium chloratum D6 *Nr. 18* – Calcium sulfuratum *Nr. 24* – Arsenum jodatum	je 3-mal 4 Pastillen; zusätzlich äußerliche Anwendung
Krampfgefühl am Anus	*Nr. 7* – Magnesium phosphoricum D6 *Nr. 18* – Calcium sulfuratum	Heiße 7, 3-mal 3 Pastillen
Krämpfe	*Nr. 7* – Magnesium phosphoricum D6 *Nr. 19* – Cuprum arsenicosum *Nr. 21* – Zincum chloratum	als Cocktail (10 Pastillen in kochendem Wasser auflösen und sehr heiß trinken)

Symptome und Erkrankungen	Biomineral	Anwendungen
Krampfadern	*Nr. 1* – Calcium fluoratum D12 *Nr. 4* – Kalium chloratum D6 *Nr. 9* – Natrium phosphoricum D6 *Nr. 11* – Silicea D12 *Nr. 17* – Manganum sulfuricum *Nr. 18* – Calcium sulfuratum *Nr. 19* – Cuprum arsenicosum	je 3-mal 3 Pastillen
Krebs (begleitend)	*Nr. 1* – Calcium fluoratum D12 *Nr. 2* – Calcium phosphoricum D6 *Nr. 5* – Kalium phosphoricum D6 *Nr. 7* – Magnesium phosphoricum D6 *Nr. 9* – Natrium phosphoricum D6 *Nr. 10* – Natrium sulfuricum D6 *Nr. 11* – Silicea D12 *Nr. 12* – Calcium sulfuricum D6 *Nr. 21* – Zincum chloratum *Nr. 26* – Selenium	je 3-mal 3 Pastillen
Kreislaufbeschwerden	*Nr. 5* – Kalium phosphoricum D6 *Nr. 7* – Magnesium phosphoricum D6 *Nr. 11* – Silicea D12 *Nr. 17* – Manganum sulfuricum *Nr. 19* – Cuprum arsenicosum	je 3-mal 2 Pastillen; bei akuten Beschwerden alle 15 Minuten je 1 Pastille

Symptome und Erkrankungen	Biomineral	Anwendungen
Laktose-intoleranz	siehe Allergie	Schüßlersalze sind auch als alkoholische Lösung erhältlich
Leber-schwäche	*Nr. 6* – Kalium sulfuricum D6 *Nr. 10* – Natrium sulfuricum D6 *Nr. 17* – Manganum sulfuricum *Nr. 18* – Calcium sulfuratum *Nr. 22* – Calcium carbonicum *Nr. 26* – Selenium	je 3-mal 3 Pastillen
Leberwerte zu hoch	*Nr. 6* – Kalium sulfuricum D6 *Nr. 10* – Natrium sulfuricum D6 *Nr. 23* – Natrium bicarbonicum	je 3-mal 4 Pastillen; Lebens- und Ernährungssituation überdenken
Lymph-drüsen-schwellungen	*Nr. 4* – Kalium chloratum D6 *Nr. 9* – Natrium phosphoricum D6 *Nr. 11* – Silicea D12 *Nr. 13* – Kalium arsenicosum *Nr. 15* – Kalium jodatum *Nr. 22* – Calcium carbonicum	je 2-mal 5 Pastillen

Symptome und Erkrankungen	Biomineral	Anwendungen
Magenschleimhautentzündung	*Nr. 3* – Ferrum phosphoricum D12 *Nr. 4* – Kalium chloratum D6 *Nr. 8* – Natrium chloratum D6 *Nr. 9* – Natrium phosphoricum D6 *Nr. 13* – Kalium arsenicosum *Nr. 14* – Kalium bromatum *Nr. 15* – Kalium jodatum *Nr. 17* – Manganum sulfuricum *Nr. 20* – Kalium aluminium sulfuricum *Nr. 23* – Natrium bicarbonicum *Nr. 24* – Arsenum jodatum	akut: *Nr. 3, 8, 9* und *23* 3-mal 4 Pastillen; chronisch: Nr. *4, 8, 9* und *23* 3-mal 3 Pastillen; zusätzlich nach Beschreibung des Salzes das zutreffende Mittel herausfinden, 2-mal 3 Pastillen
Menstruationsbeschwerden	*Nr. 1* – Calcium fluoratum D12 *Nr. 2* – Calcium phosphoricum D6 *Nr. 3* – Ferrum phosphoricum D12 *Nr. 7* – Magnesium phosphoricum D6 *Nr. 13* – Kalium arsenicosum *Nr. 14* – Kalium bromatum *Nr. 17* – Manganum sulfuricum *Nr. 19* – Cuprum arsenicosum *Nr. 21* – Zincum chloratum *Nr. 25* – Aurum chloratum natronatum	starke Blutung: *Nr. 1, 3, 17* und *25* 3-mal 5 Pastillen; Krämpfe: *Nr. 7, 19, 21* und *25* als »heißen Cocktail«; starke Schwäche *Nr. 2, 13, 14* und *25* 3-mal 3 Pastillen

Symptome und Erkrankungen	Biomineral	Anwendungen
Meteorismus (Blähungen)	*Nr. 3* – Ferrum phosphoricum D12 *Nr. 6* – Kalium sulfuricum D6 *Nr. 7* – Magnesium phosphoricum D6 *Nr. 9* – Natrium phosphoricum D6 *Nr. 16* – Lithium chloratum *Nr. 19* – Cuprum arsenicosum *Nr. 20* – Kalium aluminium sulfuricum	*Nr. 3, 6* und *7* 3-mal 3 Pastillen; zusätzlich nach Beschreibung des Salzes das zutreffende Mittel herausfinden, 2-mal 3 Pastillen
Migräne	*Nr. 5* – Kalium phosphoricum D6 *Nr. 7* – Magnesium phosphoricum D6 *Nr. 8* – Natrium chloratum D6 *Nr. 11* – Silicea D12 *Nr. 14* – Kalium bromatum *Nr. 21* – Zincum chloratum *Nr. 22* – Calcium carbonicum	»Heiße 7«, zusätzlich je 3-mal 2 Pastillen
Milchschorf (oft Frühstadium von Neurodermitis)	*Nr. 4* – Kalium chloratum D6 *Nr. 10* – Natrium sulfuricum D6 *Nr. 12* – Calcium sulfuricum D6 *Nr. 18* – Calcium sulfuratum *Nr. 22* – Calcium carbonicum	3-mal 1 Pastille, Süßes und Milchprodukte meiden, Wasser trinken
Mittelohrentzündung	*Nr. 3* – Ferrum phosphoricum D12 *Nr. 4* – Kalium chloratum D6 *Nr. 12* – Calcium sulfuricum D6 *Nr. 21* – Zincum chloratum *Nr. 24* – Arsenum jodatum	Nr. 3, 4, und 21 alle 5 Minuten je 1 Pastille, *Nr. 12* und *24* alle Stunde je 1 Pastille

Symptome und Erkrankungen	Biomineral	Anwendungen
Müdigkeit	*Nr. 2* – Calcium phosphoricum D6 *Nr. 3* – Ferrum phosphoricum D12 *Nr. 6* – Kalium sulfuricum D6 *Nr. 9* – Natrium phosphoricum D6 *Nr. 10* – Natrium sulfuricum D6 *Nr. 13* – Kalium arsenicosum *Nr. 14* – Kalium bromatum *Nr. 16* – Lithium chloratum *Nr. 17* – Manganum sulfuricum *Nr. 20* – Kalium aluminium sulfuricum *Nr. 22* – Calcium carbonicum	*Nr. 2, 3, 6, 9* und *10* je 3-mal 2 Pastillen; Schlafplatz und Schlafgewohnheiten prüfen
Multiple Sklerose	*Nr. 1* – Calcium fluoratum D12 *Nr. 9* – Natrium phosphoricum D6 *Nr. 17* – Manganum sulfuricum	je 3-mal 4 Pastillen
Muskelkrämpfe	*Nr. 2* – Calcium phosphoricum D6 *Nr. 7* – Magnesium phosphoricum D6 *Nr. 13* – Kalium arsenicosum *Nr. 19* – Cuprum arsenicosum *Nr. 21* – Zincum chloratum	als Cocktail je 8 Pastillen in kochendem Wasser auflösen und sehr heiß trinken

Symptome und Erkrankungen	Biomineral	Anwendungen
Nachtschweiß	*Nr. 2* – Calcium phosphoricum D6 *Nr. 5* – Kalium phosphoricum D6 *Nr. 11* – Silicea D12 *Nr. 15* – Kalium jodatum *Nr. 20* – Kalium aluminium sulfuricum *Nr. 23* – Natrium bicarbonicum *Nr. 24* – Arsenum jodatum	*Nr. 2, 5* und *11* je 4-mal 3 Pastillen; zusätzlich nach Beschreibung des Salzes das zutreffende Mittel herausfinden, 2-mal 3 Pastillen vor dem Schlafengehen
Nackenschweiß	*Nr. 2* – Calcium phosphoricum D6 *Nr. 22* – Calcium carbonicum	je 3-mal 3 Pastillen
Nägel brüchig	*Nr. 1* – Calcium fluoratum D12 *Nr. 11* – Silicea D12 *Nr. 18* – Calcium sulfuratum *Nr. 22* – Calcium carbonicum	3-mal 3 Pastillen
Narbengewebe	*Nr. 1* – Calcium fluoratum D12 *Nr. 5* – Kalium phosphoricum D6 *Nr. 11* – Silicea D12 *Nr. 16* – Lithium chloratum	3-mal 4 Pastillen, zusätzlich Salbenanwendungen
Nebenhöhlenentzündung	*Nr. 4* – Kalium chloratum D6 *Nr. 6* – Kalium sulfuricum D6 *Nr. 8* – Natrium chloratum D6 *Nr. 9* – Natrium phosphoricum D6 *Nr. 12* – Calcium sulfuricum D6 *Nr. 20* – Kalium aluminium sulfuricum *Nr. 21* – Zincum chloratum *Nr. 27* – Kalium bichromicum	3-mal 3 Pastillen Nr. 27 nicht im beginnenden Infekt

Symptome und Erkrankungen	Biomineral	Anwendungen
Nervenschwäche	*Nr. 5* – Kalium phosphoricum D6 *Nr. 8* – Natrium chloratum D6 *Nr. 11* – Silicea D12 *Nr. 14* – Kalium bromatum *Nr. 17* – Manganum sulfuricum *Nr. 19* – Cuprum arsenicosum *Nr. 21* – Zincum chloratum *Nr. 26* – Selenium	je 3-mal 2 Pastillen
Nervöse Herzbeschwerden	*Nr. 2* – Calcium phosphoricum D6 *Nr. 5* – Kalium phosphoricum D6 *Nr. 15* – Kalium jodatum *Nr. 16* – Lithium chloratum	je 3-mal 2 Pastillen Entspannungsübungen
Nervosität	*Nr. 2* – Calcium phosphoricum D6 *Nr. 5* – Kalium phosphoricum D6 *Nr. 8* – Natrium chloratum D6 *Nr. 11* – Silicea D12 *Nr. 13* – Kalium arsenicosum *Nr. 14* – Kalium bromatum *Nr. 15* – Kalium jodatum	je 3-mal 3 Pastillen Schilddrüse prüfen lassen

Symptome und Erkrankungen	Biomineral	Anwendungen
Neuralgien	*Nr. 5* – Kalium phosphoricum D6 *Nr. 7* – Magnesium phosphoricum D6 *Nr. 9* – Natrium phosphoricum D6 *Nr. 13* – Kalium arsenicosum *Nr. 14* – Kalium bromatum *Nr. 15* – Kalium jodatum *Nr. 17* – Manganum sulfuricum *Nr. 18* – Calcium sulfuratum *Nr. 19* – Cuprum arsenicosum	je 3-mal 2 Pastillen
Neurodermitis	*Nr. 4* – Kalium chloratum D6 *Nr. 9* – Natrium phosphoricum D6 *Nr. 10* – Natrium sulfuricum D6 *Nr. 13* – Kalium arsenicosum *Nr. 16* – Lithium chloratum *Nr. 20* – Kalium aluminium sulfuricum	3-mal 3 Pastillen; zucker-, milch- und weizenfreie Ernährung, basische Bäder
niedriger Blutdruck	siehe Hypotonie	
Nierenbeckenentzündung	*Nr. 3* – Ferrum phosphoricum D12 *Nr. 4* – Kalium chloratum D6 *Nr. 10* – Natrium sulfuricum D6 *Nr. 16* – Lithium chloratum	

Symptome und Erkrankungen	Biomineral	Anwendungen
Nierenentzündung	*Nr. 3* – Ferrum phosphoricum D12 *Nr. 4* – Kalium chloratum D6 *Nr. 8* – Natrium chloratum D6 *Nr. 9* – Natrium phosphoricum D6 *Nr. 12* – Calcium sulfuricum D6 *Nr. 16* – Lithium chloratum	akut: alle 30 Minuten je 1 Pastille chronisch: 3-mal 4 Pastillen
Ödeme	*Nr. 8* – Natrium chloratum D6 *Nr. 10* – Natrium sulfuricum D6 *Nr. 11* – Silicea D12 *Nr. 13* – Kalium arsenicosum *Nr. 15* – Kalium jodatum *Nr. 22* – Calcium carbonicum	je 3-mal 3 Pastillen
Ohrensausen	*Nr. 3* – Ferrum phosphoricum D12 *Nr. 4* – Kalium chloratum D6 *Nr. 11* – Silicea D12 *Nr. 19* – Cuprum arsenicosum	3-mal 4 Pastillen, Wasser trinken
Osteoporose	*Nr. 1* – Calcium fluoratum D12 *Nr. 2* – Calcium phosphoricum D6 *Nr. 7* – Magnesium phosphoricum D6 *Nr. 11* – Silicea D12 *Nr. 17* – Manganum sulfuricum *Nr. 22* – Calcium carbonicum	je 3-mal 2 Pastillen
Parasiten wie Bandwürmer, Spulwürmer und Madenwürmer	*Nr. 8* – Natrium chloratum D6 *Nr. 9* – Natrium phosphoricum D6 *Nr. 19* – Cuprum arsenicosum	3-mal 4 Pastillen

Symptome und Erkrankungen	Biomineral	Anwendungen
Morbus Parkinson	*Nr. 2* – Calcium phosphoricum D6 *Nr. 5* – Kalium phosphoricum D6 *Nr. 7* – Magnesium phosphoricum D6 *Nr. 17* – Manganum sulfuricum	je 3-mal 4 Pastillen
Periodenkrämpfe (s. Menstruationsbeschwerden)	*Nr. 7* – Magnesium phosphoricum D6 *Nr. 19* – Cuprum arsenicosum	je 15 Pastillen als heißen Cocktail, mehrmals innerhalb 1 Stunde
Pfeiffersches Drüsenfieber	*Nr. 3* – Ferrum phosphoricum D12 *Nr. 4* – Kalium chloratum D6 *Nr. 5* – Kalium phosphoricum D6 *Nr. 8* – Natrium chloratum D6 *Nr. 9* – Natrium phosphoricum D6 *Nr. 21* – Zincum chloratum *Nr. 24* – Arsenum jodatum *Nr. 26* – Selenium	je 3-mal 4 Pastillen

Symptome und Erkrankungen	Biomineral	Anwendungen
Pickel	*Nr. 1* – Calcium fluoratum D12 *Nr. 3* – Ferrum phosphoricum D12 *Nr. 4* – Kalium chloratum D6 *Nr. 9* – Natrium phosphoricum D6 *Nr. 10* – Natrium sulfuricum D6 *Nr. 12* – Calcium sulfuricum D6 *Nr. 14* – Kalium bromatum *Nr. 15* – Kalium jodatum *Nr. 21* – Zincum chloratum *Nr. 24* – Arsenum jodatum	*Nr. 1, 3, 4, 9* und *10* 3-mal 3 Pastillen; *Nr. 14, 15, 21* und *24* 3-mal 2 Pastillen; säurearme Ernährung, viel an der Luft bewegen
Psoriasis (Schuppenflechte)	*Nr. 2* – Calcium phosphoricum D6 *Nr. 4* – Kalium chloratum D6 *Nr. 6* – Kalium sulfuricum D6 *Nr. 10* – Natrium sulfuricum D6 *Nr. 13* – Kalium arsenicosum *Nr. 14* – Kalium bromatum *Nr. 17* – Manganum sulfuricum	je 3-mal 4 Pastillen
Quecksilbervergiftung (Amalgam)	*Nr. 18* – Calcium sulfuratum	je 3-mal 4 Pastillen
Räuspern	*Nr. 7* – Magnesium phosphoricum D6 *Nr. 15* – Kalium jodatum	je 3-mal 3 Pastillen

Symptome und Erkrankungen	Biomineral	Anwendungen
Reizbarkeit	*Nr. 1* – Calcium fluoratum D12 *Nr. 2* – Calcium phosphoricum D6 *Nr. 5* – Kalium phosphoricum D6 *Nr. 8* – Natrium chloratum D6 *Nr. 13* – Kalium arsenicosum *Nr. 15* – Kalium jodatum *Nr. 19* – Cuprum arsenicosum *Nr. 22* – Calcium carbonicum	nach Beschreibung des Salzes das zutreffende Mittel herausfinden, 2-mal 3 Pastillen
Reizdarm	*Nr. 4* – Kalium chloratum D6 *Nr. 6* – Kalium sulfuricum D6 *Nr. 7* – Magnesium phosphoricum D6 *Nr. 10* – Natrium sulfuricum D6 *Nr. 19* – Cuprum arsenicosum *Nr. 20* – Kalium aluminium sulfuricum *Nr. 21* – Zincum chloratum	je 3-mal 2 Pastillen
Rekonvaleszenz	*Nr. 2* – Calcium phosphoricum D6 *Nr. 5* – Kalium phosphoricum D6 *Nr. 11* – Silicea D12 *Nr. 22* – Calcium carbonicum	je 3-mal 4 Pastillen

Symptome und Erkrankungen	Biomineral	Anwendungen
Restless Legs	*Nr. 2* – Calcium phosphoricum D6 *Nr. 5* – Kalium phosphoricum D6 *Nr. 7* – Magnesium phosphoricum D6 *Nr. 19* – Cuprum arsenicosum *Nr. 21* – Zincum chloratum	*Nr. 2, 7, 19* und *21* als Cocktail in kochendem Wasser auflösen und sehr heiß trinken; *Nr. 5* 3-mal 2 Pastillen
Rheuma	*Nr. 3* – Ferrum phosphoricum D12 *Nr. 4* – Kalium chloratum D6 *Nr. 6* – Kalium sulfuricum D6 *Nr. 8* – Natrium chloratum D6 *Nr. 9* – Natrium phosphoricum D6 *Nr. 10* – Natrium sulfuricum D6 *Nr. 11* – Silicea D12 *Nr. 12* – Calcium sulfuricum D6 *Nr. 15* – Kalium jodatum *Nr. 16* – Lithium chloratum *Nr. 17* – Manganum sulfuricum *Nr. 18* – Calcium sulfuratum *Nr. 25* – Aurum chloratum natronatum	im täglichen Wechsel 3-mal 4 Pastillen; vegetarische Kost, sehr wenig Alkohol, Entgiftungsverfahren ständig anwenden
Rundrücken	*Nr. 2* – Calcium phosphoricum D6 *Nr. 11* – Silicea D12 *Nr. 22* – Calcium carbonicum	je 3-mal 3 Pastillen, zusätzlich Salbenanwendungen
Schwächegefühl der Rückenmuskulatur	*Nr. 2* – Calcium phosphoricum D6 *Nr. 11* – Silicea D12 *Nr. 19* – Cuprum arsenicosum	3-mal 4 Pastillen, Rückenschule

Symptome und Erkrankungen	Biomineral	Anwendungen
Schilddrüsenstörungen	*Nr. 14* – Kalium bromatum	3-mal 4 Pastillen
Schilddrüsenüberfunktion	*Nr. 2* – Calcium phosphoricum D6 *Nr. 7* – Magnesium phosphoricum D6 *Nr. 14* – Kalium bromatum *Nr. 15* – Kalium jodatum *Nr. 24* – Arsenum jodatum	3-mal 3 Pastillen
Schleimhäute, trocken	*Nr. 8* – Natrium chloratum D6 *Nr. 20* – Kalium aluminium sulfuricum	3-mal 4 Pastillen
Schlaflosigkeit	*Nr. 5* – Kalium phosphoricum D6 *Nr. 7* – Magnesium phosphoricum D6 *Nr. 12* – Calcium sulfuricum D6 *Nr. 13* – Kalium arsenicosum *Nr. 14* – Kalium bromatum *Nr. 19* – Cuprum arsenicosum *Nr. 21* – Zincum chloratum *Nr. 22* – Calcium carbonicum *Nr. 25* – Aurum chloratum natronatum	
Schmerzen allgemein	*Nr. 3* – Ferrum phosphoricum D12 *Nr. 7* – Magnesium phosphoricum D6 *Nr. 13* – Kalium arsenicosum	je 2-mal 3 Pastillen

Symptome und Erkrankungen	Biomineral	Anwendungen
Schnupfen	*Nr. 3* – Ferrum phosphoricum D12 *Nr. 4* – Kalium chloratum D6 *Nr. 7* – Magnesium phosphoricum D6 *Nr. 8* – Natrium chloratum D6 *Nr. 10* – Natrium sulfuricum D6 *Nr. 12* – Calcium sulfuricum D6 *Nr. 15* – Kalium jodatum *Nr. 16* – Lithium chloratum *Nr. 21* – Zincum chloratum *Nr. 22* – Calcium carbonicum *Nr. 24* – Arsenum jodatum *Nr. 27* – Kalium bichromicum	*Nr. 3, 4 und 8* alle 30 Minuten je 1 Pastille; zusätzlich nach Beschreibung des Salzes das zutreffende Mittel herausfinden, 2-mal 3 Pastillen vor dem Schlafengehen; *Nr. 27* nicht im beginnenden Infekt einsetzen
Schlecht heilende Wunden	*Nr. 5* – Kalium phosphoricum D6 *Nr. 9* – Natrium phosphoricum D6 *Nr. 10* – Natrium sulfuricum D6 *Nr. 12* – Calcium sulfuricum D6 *Nr. 21* – Zincum chloratum	je 3-mal 4 Pastillen, ggf. auch Salben äußerlich anwenden
Schuppenflechte	siehe Psoriasis	
Schwangerschaftserbrechen	*Nr. 2* – Calcium phosphoricum D6 *Nr. 8* – Natrium chloratum D6 *Nr. 14* – Kalium bromatum *Nr. 19* – Cuprum arsenicosum *Nr. 23* – Natrium bicarbonicum	je 3-mal 2 Pastillen

Symptome und Erkrankungen	Biomineral	Anwendungen
Schweiß-ausbrüche	*Nr. 2* – Calcium phosphoricum D6 *Nr. 5* – Kalium phosphoricum D6 *Nr. 6* – Kalium sulfuricum D6 *Nr. 7* – Magnesium phosphoricum D6 *Nr. 8* – Natrium chloratum D6 *Nr. 9* – Natrium phosphoricum D6 *Nr. 10* – Natrium sulfuricum D6 *Nr. 11* – Silicea D12 *Nr. 15* – Kalium jodatum *Nr. 22* – Calcium carbonicum	nach Beschreibung des Salzes das zutreffende Mittel herausfinden, 2-mal 3 Pastillen
Schwer-hörigkeit	*Nr. 4* – Kalium chloratum D6 *Nr. 17* – Manganum sulfuricum *Nr. 22* – Calcium carbonicum	3-mal 3 Pastillen
Schwer-metall-vergiftung	siehe Quecksilbervergiftung	

Symptome und Erkrankungen	Biomineral	Anwendungen
Schwindel	*Nr. 3* – Ferrum phosphoricum D12 *Nr. 5* – Kalium phosphoricum D6 *Nr. 6* – Kalium sulfuricum D6 *Nr. 7* – Magnesium phosphoricum D6 *Nr. 10* – Natrium sulfuricum D6 *Nr. 11* – Silicea D12 *Nr. 15* – Kalium jodatum *Nr. 17* – Manganum sulfuricum *Nr. 20* – Kalium aluminium sulfuricum *Nr. 21* – Zincum chloratum	*Nr. 3, 5, 7* und *21* 3-mal 4 Pastillen; zusätzlich nach Beschreibung des Salzes das zutreffende Mittel herausfinden, 2-mal 3 Pastillen
Sehschwäche (Überanstrengung)	*Nr. 8* – Natrium chloratum D6 *Nr. 17* – Manganum sulfuricum *Nr. 24* – Arsenum jodatum	jede Stunde je 3 Pastillen, bei beginnender Besserung die Einnahmezeiträume verlängern
Skoliose	*Nr. 2* – Calcium phosphoricum D6 *Nr. 11* – Silicea D12 *Nr. 22* – Calcium carbonicum	je 3-mal 4 Pastillen
Stärkungsmischung	*Nr. 2* – Calcium phosphoricum D6 *Nr. 6* – Kalium sulfuricum D6 *Nr. 10* – Natrium sulfuricum D6 *Nr. 11* – Silicea D12 *Nr. 18* – Calcium sulfuratum *Nr. 23* – Natrium bicarbonicum	3-mal 3 Pastillen 8 Wochen im täglichen Wechsel

Symptome und Erkrankungen	Biomineral	Anwendungen
Taubheitsgefühl der Extremitäten	*Nr. 2* – Calcium phosphoricum D6 *Nr. 17* – Manganum sulfuricum	je 3-mal 5 Pastillen
Tinnitus	*Nr. 1* – Calcium fluoratum D12 *Nr. 4* – Kalium chloratum D6 *Nr. 8* – Natrium chloratum D6 *Nr. 10* – Natrium sulfuricum D6 *Nr. 11* – Silicea D12 *Nr. 19* – Cuprum arsenicosum	je 3-mal 4 Pastillen; viel Wasser trinken
Trigeminusneuralgie	*Nr. 7* – Magnesium phosphoricum D6 *Nr. 9* – Natrium phosphoricum D6 *Nr. 11* – Silicea D12 *Nr. 15* – Kalium jodatum *Nr. 19* – Cuprum arsenicosum	*Nr. 7* und *19* als heißen Cocktail; 15 Pastillen in kochendem Wasser auflösen und sehr heiß trinken; *Nr. 9, 11* und 15 jede Stunde 1 Pastille
Trockene Haut	*Nr. 8* – Natrium chloratum D6 *Nr. 20* – Kalium aluminium sulfuricum	je 3-mal 4 Pastillen
Trockene Schleimhäute	*Nr. 4* – Kalium chloratum D6 *Nr. 8* – Natrium chloratum D6 *Nr. 20* – Kalium aluminium sulfuricum	je 3-mal 4 Pastillen

Symptome und Erkrankungen	Biomineral	Anwendungen
Übergewicht	*Nr. 4* – Kalium chloratum D6 *Nr. 7* – Magnesium phosphoricum D6 *Nr. 9* – Natrium phosphoricum D6 *Nr. 10* – Natrium sulfuricum D6 *Nr. 12* – Calcium sulfuricum D6 *Nr. 22* – Calcium carbonicum *Nr. 23* – Natrium bicarbonicum *Nr. 27* – Kalium bichromicum	*Nr. 4, 7, 9, 10* und *12* 3-mal 4 Pastillen; *Nr. 27, 23* und *22* 2-mal 4 Pastillen
Überreiztheit	*Nr. 11* – Silicea D12 *Nr. 13* – Kalium arsenicosum	2-mal 3 Pastillen
Übersäuerung	*Nr. 9* – Natrium phosphoricum D6 *Nr. 18* – Calcium sulfuratum *Nr. 23* – Natrium bicarbonicum	3-mal 3 Pastillen
Unruhe	*Nr. 7* – Magnesium phosphoricum D6 *Nr. 14* – Kalium bromatum *Nr. 21* – Zincum chloratum *Nr. 22* – Calcium carbonicum	2-mal 3 Pastillen
unruhige Beine	siehe Restless Legs	
Venenentzündungen	*Nr. 3* – Ferrum phosphoricum D12 *Nr. 9* – Natrium phosphoricum D6 *Nr. 10* – Natrium sulfuricum D6 *Nr. 19* – Cuprum arsenicosum	3-mal 4 Pastillen

Symptome und Erkrankungen	Biomineral	Anwendungen
Venenschwäche	*Nr. 1* – Calcium fluoratum D12 *Nr. 7* – Magnesium phosphoricum D6 *Nr. 10* – Natrium sulfuricum D6 *Nr. 17* – Manganum sulfuricum *Nr. 18* – Calcium sulfuratum	3-mal 3 Pastillen
Verdauungsschwäche	*Nr. 7* – Magnesium phosphoricum D6 *Nr. 8* – Natrium chloratum D6 *Nr. 9* – Natrium phosphoricum D6 *Nr. 10* – Natrium sulfuricum D6 *Nr. 15* – Kalium jodatum *Nr. 22* – Calcium carbonicum	3-mal 2 Pastillen; viel Wasser trinken, Bauchmassagen, mehr Bewegung
Verstopfung	*Nr. 7* – Magnesium phosphoricum D6 *Nr. 8* – Natrium chloratum D6 *Nr. 10* – Natrium sulfuricum D6 *Nr. 18* – Calcium sulfuratum *Nr. 20* – Kalium aluminium sulfuricum	3-mal 2 Pastillen; Ernährung prüfen, viel Wasser trinken, Bauchmassagen, mehr Bewegung
Wechseljahrsbeschwerden	*Nr. 3* – Ferrum phosphoricum D12 *Nr. 7* – Magnesium phosphoricum D6 *Nr. 22* – Calcium carbonicum *Nr. 25* – Aurum chloratum natronatum	3-mal 3 Pastillen

Symptome und Erkrankungen	Biomineral	Anwendungen
Wetterfühligkeit	*Nr. 2* – Calcium phosphoricum D6 *Nr. 5* – Kalium phosphoricum D6 *Nr. 7* – Magnesium phosphoricum D6 *Nr. 17* – Manganum sulfuricum *Nr. 21* – Zincum chloratum	3-mal 3 Pastillen
Würmer (siehe auch Parasitenbefall)	*Nr. 5* – Kalium phosphoricum D6 *Nr. 9* – Natrium phosphoricum D6 *Nr. 19* – Cuprum arsenicosum	3-mal 4 Pastillen
Zähneknirschen	*Nr. 2* – Calcium phosphoricum D6 *Nr. 9* – Natrium phosphoricum D6 *Nr. 22* – Calcium carbonicum	je 6 Pastillen vor dem Schlafengehen
Zahnungskrämpfe	*Nr. 2* – Calcium phosphoricum D6 *Nr. 3* – Ferrum phosphoricum D12 *Nr. 7* – Magnesium phosphoricum D6 *Nr. 14* – Kalium bromatum	je 1 Pastille

Tabellen – Erleichterung von Diagnose und Therapie

Im Folgenden finden Sie eine allgemeine Übersicht, die Ihnen zeigt, wann welche Salze einzusetzen sind.

Übersicht über allgemeine Einsatzfelder

Allgemeine Einsatzfelder	
Ältere Menschen	*Nr. 1* – Calcium fluoratum D12 *Nr. 2* – Calcium phosphoricum D6 *Nr. 5* – Kalium phosphoricum D6 *Nr. 11* – Silicea D12 *Nr. 22* – Calcium carbonicum
Akutmittel, Schmerzmittel	*Nr. 3* – Ferrum phosphoricum D12 *Nr. 5* – Kalium phosphoricum D6 *Nr. 7* – Magnesium phosphoricum D6 *Nr. 19* – Cuprum arsenicosum
Augen	*Nr. 1* – Calcium fluoratum D12 *Nr. 27* – Kalium bichromicum
Beauty	*Nr. 1* – Calcium fluoratum D12 *Nr. 8* – Natrium chloratum D6 *Nr. 9* – Natrium phosphoricum D6 *Nr. 11* – Silicea D12 *Nr. 22* – Calcium carbonicum *Nr. 23* – Natrium bicarbonicum

Allgemeine Einsatzfelder	
Blut	*Nr. 2* – Calcium phosphoricum D6 *Nr. 5* – Kalium phosphoricum D6 *Nr. 8* – Natrium chloratum D6 *Nr. 17* – Manganum sulfuricum *Nr. 19* – Cuprum arsenicosum *Nr. 20* – Kalium aluminium sulfuricum
Entzündungen	*Nr. 3* – Ferrum phosphoricum D12 *Nr. 15* – Kalium jodatum *Nr. 17* – Manganum sulfuricum *Nr. 19* – Cuprum arsenicosum *Nr. 21* – Zincum chloratum *Nr. 23* – Natrium bicarbonicum *Nr. 24* – Arsenum jodatum
Entschlackung, Entgiftung	*Nr. 4* – Kalium chloratum D6 *Nr. 6* – Kalium sulfuricum D6 *Nr. 8* – Natrium chloratum D6 *Nr. 9* – Natrium phosphoricum D6 *Nr. 10* – Natrium sulfuricum D6 *Nr. 16* – Lithium chloratum *Nr. 18* – Calcium sulfuratum *Nr. 26* – Selenium
Frauenleiden	*Nr. 2* – Calcium phosphoricum D6 *Nr. 7* – Magnesium phosphoricum D6 *Nr. 12* – Calcium sulfuricum D6 *Nr. 25* – Aurum chloratum natronatum
Haut	*Nr. 1* – Calcium fluoratum D12 *Nr. 10* – Natrium sulfuricum D6 *Nr. 11* – Silicea D12 *Nr. 12* – Calcium sulfuricum D6 *Nr. 13* – Kalium arsenicosum *Nr. 18* – Calcium sulfuratum *Nr. 24* – Arsenum jodatum

Allgemeine Einsatzfelder	
Kinder	*Nr. 1* – Calcium fluoratum D12 *Nr. 2* – Calcium phosphoricum D6 *Nr. 7* – Magnesium phosphoricum D6 *Nr. 22* – Calcium carbonicum
Knochen/Gelenke	*Nr. 1* – Calcium fluoratum D12 *Nr. 2* – Calcium phosphoricum D6 *Nr. 7* – Magnesium phosphoricum D6 *Nr. 11* – Silicea D12 *Nr. 22* – Calcium carbonicum
Lymphe	*Nr. 9* – Natrium phosphoricum D6 *Nr. 11* – Silicea D12
Männerleiden	*Nr. 14* – Kalium bromatum *Nr. 15* – Kalium jodatum *Nr. 26* – Selenium
Muskeln	*Nr. 2* – Calcium phosphoricum D6 *Nr. 7* – Magnesium phosphoricum D6 *Nr. 8* – Natrium chloratum D6
Niere/Blase	*Nr. 8* – Natrium chloratum D6 *Nr. 9* – Natrium phosphoricum D6 *Nr. 10* – Natrium sulfuricum D6 *Nr. 13* – Kalium arsenicosum *Nr. 23* – Natrium bicarbonicum
Säure-Basen-Ausgleich	*Nr. 7* – Magnesium phosphoricum D6 *Nr. 9* – Natrium phosphoricum D6 *Nr. 21* – Zincum chloratum *Nr. 23* – Natrium bicarbonicum

Allgemeine Einsatzfelder	
Schleimhaut	*Nr. 4* – Kalium chloratum D6 *Nr. 12* – Calcium sulfuricum D6 *Nr. 13* – Kalium arsenicosum *Nr. 22* – Calcium carbonicum *Nr. 24* – Arsenum jodatum *Nr. 27* – Kalium bichromicum
Schlaf	*Nr. 2* – Calcium phosphoricum D6 *Nr. 5* – Kalium phosphoricum D6 *Nr. 7* – Magnesium phosphoricum D6 *Nr. 13* – Kalium arsenicosum *Nr. 14* – Kalium bromatum *Nr. 21* – Zincum chloratum
Sport	*Nr. 3* – Ferrum phosphoricum D12 *Nr. 6* – Kalium sulfuricum D6 *Nr. 7* – Magnesium phosphoricum D6 *Nr. 9* – Natrium phosphoricum D6 *Nr. 19* – Cuprum arsenicosum
Stoffwechsel	*Nr. 7* – Magnesium phosphoricum D6 *Nr. 9* – Natrium phosphoricum D6 *Nr. 15* – Kalium jodatum *Nr. 16* – Lithium chloratum *Nr. 17* – Manganum sulfuricum *Nr. 21* – Zincum chloratum *Nr. 23* – Natrium bicarbonicum *Nr. 24* – Arsenicum jodatum *Nr. 26* – Selenium *Nr. 27* – Kalium bichromatum

Verlangen und Heißhunger

Heißhunger ist im eigentlichen Sinne keine Störung. Der Heißhunger auf die unterschiedlichsten Dinge und Geschmacksrichtungen zeigt jedoch in bestimmten Phasen des Lebens akute Bedarfssituationen.

Heißhunger ist ein Hinweis darauf, dass dem Körper etwas fehlt. Aus der Beschreibung der Biomineralien kann man ablesen, dass ein Mangel an *Nr. 7* – Magnesium phosphoricum D6 Heißhunger auf Schokolade auslöst, *Nr. 2* – Calcium-phosphoricum-D6-Mangel meldet sich durch Heißhunger auf Pikantes oder Essig.

Auch bei der homöopathischen Mittelwahl sind Gelüste ein Wegweiser. Statt zu den Objekten der Begierde zu greifen, sollten lieber die entsprechenden Mineralien zugeführt werden, um die Ursache für die intensiven Gelüste zu beheben. Heißhunger auf Gesalzenes oder Saures ist ein Hinweis auf *Nr. 8* – Natrium chloratum D6 und *Nr. 4* – Kalium chloratum D6. Nach bitteren Speisen wird bei dem erhöhten Bedarf an *Nr. 10* – Natrium sulfuricum D6 verlangt. Heißhunger auf Süßigkeiten im Allgemeinen zeigt das Defizit an *Nr. 9* – Natrium phosphoricum D6.

Heißhunger auf	fehlendes Biomineral
Alkohol	*Nr. 7* – Magnesium phosphoricum D6 *Nr. 8* – Natrium chloratum D6 *Nr. 12* – Calcium sulfuricum D6 *Nr. 23* – Natrium bicarbonicum *Nr. 25* – Aurum chloratum natronatum *Nr. 26* – Selenium

Heißhunger auf	fehlendes Biomineral
Bewegung	*Nr.* *2* – Calcium phosphoricum D6 *Nr. 11* – Silicea D12
Bier	*Nr. 27* – Kalium bichromicum
Bitteres	*Nr.* *6* – Kalium sulfuricum D6 *Nr. 10* – Natrium sulfuricum D6
Brot und Feingebäck	*Nr. 23* – Natrium bicarbonicum *Nr. 25* – Aurum chloratum natronatum
Brunnenkresse	*Nr. 15* – Kalium jodatum
Cognac	*Nr. 26* – Selenium
Eier	*Nr. 15* – Kalium jodatum *Nr. 22* – Calcium carbonicum
Essen (allgemein), Heißhunger	*Nr.* *5* – Kalium phosphoricum D6 *Nr.* *9* – Natrium phosphoricum D6
Essig	*Nr.* *2* – Calcium phosphoricum D6 *Nr.* *8* – Natrium chloratum D6
Fett	*Nr. 23* – Natrium bicarbonicum
Fisch	*Nr.* *2* – Calcium phosphoricum D6 *Nr. 15* – Kalium jodatum
Fleisch	*Nr.* *8* – Natrium chloratum D6 *Nr.* *9* – Natrium phosphoricum D6
frische Luft	*Nr.* *6* – Kalium sulfuricum D6
Geräuchertes	*Nr.* *2* – Calcium phosphoricum D6
Innereien	*Nr. 15* – Kalium jodatum
Kaffee	*Nr.* *3* – Ferrum phosphoricum D12 *Nr.* *7* – Magnesium phosphoricum D6
Kiwi	*Nr. 15* – Kalium jodatum
Lebertran	*Nr. 15* – Kalium jodatum
Mehlspeisen	*Nr.* *9* – Natrium phosphoricum D6

Heißhunger auf	fehlendes Biomineral
Milch	*Nr. 2* – Calcium phosphoricum D6 *Nr. 4* – Kalium chloratum D6 *Nr. 25* – Aurum chloratum natronatum
Nikotin	*Nr. 6* – Kalium sulfuricum D6 *Nr. 12* – Calcium sulfuricum D6
Nüsse	*Nr. 5* – Kalium phosphoricum D6
Pikantes mit Abneigung gegen Fleisch	*Nr. 2* – Calcium phosphoricum D6
Salz	*Nr. 8* – Natrium chloratum D6 *Nr. 22* – Calcium carbonicum
Saures	*Nr. 4* – Kalium chloratum D6 *Nr. 27* – Kalium bichromicum
saure Getränke	*Nr. 27* – Kalium bichromicum
Schokolade	*Nr. 7* – Magnesium phosphoricum D6
Speiseeis	*Nr. 22* – Calcium carbonicum
stark gewürzte Speisen	*Nr. 8* – Natrium chloratum D6
saure Getränke	*Nr. 27* – Kalium bichromicum
Süßes	*Nr. 9* – Natrium phosphoricum D6 *Nr. 22* – Calcium carbonicum *Nr. 23* – Natrium bicarbonicum
Tee	*Nr. 26* – Selenium

Abneigungen

Abneigung gegen	fehlendes Biomineral
Bewegung	*Nr. 22* – Calcium carbonicum
Bitteres	*Nr. 27* – Kalium bichromicum
Eintopf	*Nr. 22* – Calcium carbonicum
Fett	*Nr. 27* – Kalium bichromicum
Fleisch	*Nr. 2* – Calcium phosphoricum D6 *Nr. 23* – Natrium bicarbonicum *Nr. 27* – Kalium bichromicum
Gesellschaft	*Nr. 13* – Kalium arsenicosum
Milch	*Nr. 21* – Zincum chloratum *Nr. 22* – Calcium carbonicum
schleimige Speisen	*Nr. 22* – Calcium carbonicum
Süßes	*Nr. 21* – Zincum chloratum
Vögel	*Nr. 18* – Calcium sulfuratum
Wasser	*Nr. 27* – Kalium bichromicum
Wein	*Nr. 21* – Zincum chloratum

Besserung der Beschwerden

Besserung bei/durch	fehlendes Biomineral
Beschäftigung	*Nr. 14* – Kalium bromatum
Bewegung (leichte)	*Nr. 5* – Kalium phosphoricum D6 *Nr. 16* – Lithium chloratum *Nr. 23* – Natrium bicarbonicum

Besserung bei/durch	fehlendes Biomineral
Bewegung an der Luft	*Nr. 15* – Kalium jodatum
Eisbehandlungen	*Nr. 20* – Kalium aluminium sulfuricum *Nr. 25* – Aurum chloratum natronatum
frische warme Luft	*Nr. 8* – Natrium chloratum D6 *Nr. 24* – Arsenum jodatum
Gegendruck	*Nr. 7* – Magnesium phosphoricum D6
klassische Musik	*Nr. 25* – Aurum chloratum natronatum
Kühle	*Nr. 3* – Ferrum phosphoricum D12 *Nr. 6* – Kalium sulfuricum D6
Mondlicht	*Nr. 25* – Aurum chloratum natronatum
nach dem Aufstehen	*Nr. 19* – Cuprum arsenicosum
Regentage	*Nr. 13* – Kalium arsenicosum
Ruhe	*Nr. 3* – Ferrum phosphoricum D12 *Nr. 17* – Manganum sulfuricum *Nr. 19* – Cuprum arsenicosum
ruhige und traurige Musik	*Nr. 1* – Calcium fluoratum D12 *Nr. 4* – Kalium chloratum D6 *Nr. 7* – Magnesium phosphoricum D6 *Nr. 11* – Silicea D12 *Nr. 20* – Kalium aluminium sulfuricum *Nr. 27* – Kalium bichromicum
Sommer	*Nr. 20* – Kalium aluminium sulfuricum
trockene Luft	*Nr. 8* – Natrium chloratum D6 *Nr. 12* – Calcium sulfuricum D6
warme Getränke	*Nr. 15* – Kalium jodatum *Nr. 17* – Manganum sulfuricum

Verschlimmerung der Beschwerden

Verschlimmerung bei/durch	fehlendes Biomineral
abends	*Nr. 6* – Kalium sulfuricum D6
Angst	*Nr. 19* – Cuprum arsenicosum
Anstrengung	*Nr. 5* – Kalium phosphoricum D6 *Nr. 24* – Arsenum jodatum
bei Betreten eines Raumes	*Nr. 15* – Kalium jodatum
Bewegung	*Nr. 3* – Ferrum phosphoricum D12 *Nr. 4* – Kalium chloratum D6 *Nr. 9* – Natrium phosphoricum D6 *Nr. 11* – Silicea D12 *Nr. 13* – Kalium arsenicosum *Nr. 24* – Arsenum jodatum
Druck	*Nr. 27* – Kalium bichromicum
Erschöpfung (psychisch und physisch)	*Nr. 21* – Zincum chloratum
fette und gewürzte Nahrung	*Nr. 4* – Kalium chloratum D6
feuchte Umgebung	*Nr. 10* – Natrium sulfuricum D6
Föhnwetter	*Nr. 24* – Arsenum jodatum
gegen Mitternacht	*Nr. 19* – Cuprum arsenicosum
geistige Anstrengung	*Nr. 8* – Natrium chloratum D6
geschlossene Räume	*Nr. 6* – Kalium sulfuricum D6
Gewitter	*Nr. 23* – Natrium bicarbonicum
Heizungsluft (trockene Luft)	*Nr. 20* – Kalium aluminium sulfuricum
Hinlegen	*Nr. 19* – Cuprum arsenicosum

Verschlimmerung bei/durch	fehlendes Biomineral
Kälte	*Nr. 7* – Magnesium phosphoricum D6 *Nr. 11* – Silicea D12 *Nr. 13* – Kalium arsenicosum *Nr. 15* – Kalium jodatum *Nr. 20* – Kalium aluminium sulfuricum *Nr. 27* – Kalium bichromicum
kalter Wind	*Nr. 24* – Arsenum jodatum
Kummer	*Nr. 15* – Kalium jodatum
morgens	*Nr. 8* – Natrium chloratum D6
nachts	*Nr. 2* – Calcium phosphoricum D6 *Nr. 3* – Ferrum phosphoricum D12 *Nr. 11* – Silicea D12 *Nr. 13* – Kalium arsenicosum
Nässe	*Nr. 15* – Kalium jodatum
nasskaltes Wetter	*Nr. 1* – Calcium fluoratum D12 *Nr. 8* – Natrium chloratum D6 *Nr. 9* – Natrium phosphoricum D6 *Nr. 10* – Natrium sulfuricum D6 *Nr. 17* – Manganum sulfuricum
Ruhe	*Nr. 2* – Calcium phosphoricum D6 *Nr. 16* – Lithium chloratum *Nr. 21* – Zincum chloratum
Schlafmangel	*Nr. 14* – Kalium bromatum
Sitzen	*Nr. 21* – Zincum chloratum
Sonne	*Nr. 23* – Natrium bicarbonicum
Streit	*Nr. 15* – Kalium jodatum

Verschlimmerung bei/durch	fehlendes Biomineral
Stress	*Nr. 13* – Kalium arsenicosum *Nr. 19* – Cuprum arsenicosum
Überarbeitung	*Nr. 17* – Manganum sulfuricum
vormittags	*Nr. 8* – Natrium chloratum D6
Wärme	*Nr. 3* – Ferrum phosphoricum D12 *Nr. 12* – Calcium sulfuricum D6 *Nr. 13* – Kalium arsenicosum *Nr. 14* – Kalium bromatum
Wein	*Nr. 21* – Zincum chloratum
Wetterwechsel (fallender Luftdruck)	*Nr. 13* – Kalium arsenicosum
Winter	*Nr. 20* – Kalium aluminium sulfuricum
Zugluft	*Nr. 23* – Natrium bicarbonicum

Wachzeiten

Unter Wachzeiten sind Zeiten zu verstehen, zu denen nahezu jede Nacht der Schlaf unterbrochen ist. Manchmal scheint ein Harndrang der Grund zu sein, jedoch geben die Zeiten eine Auskunft darüber, welches Salz dem Organismus fehlt. Sie sollten dann zu dieser Zeit, wenn Sie ohnehin gerade wach sind, die entsprechenden Salze in der Nacht einnehmen. Meist reichen 7 Pastillen.

Aufwachen um	fehlendes Biomineral
23:00 – 1:00	*Nr. 10* – Natrium sulfuricum D6
1:00 – 3:00	*Nr. 6* – Kalium sulfuricum D6
3:00 – 5:00	*Nr. 4* – Kalium chloratum D6 *Nr. 11* – Silicea D12
1:00 – 4:00	*Nr. 13* – Kalium arsenicosum
5:00 – 7:00	*Nr. 8* – Natrium chloratum D6
ab 3:00	*Nr. 22* – Calcium carbonicum

Fragebögen zur Eigendiagnose

Zu jedem einzelnen Zusatzsalz finden Sie nachfolgend Fragen, mit deren Hilfe Sie ermitteln können, ob Ihnen dieses Ergänzungssalz fehlt. Beachten Sie bei der Beantwortung nur den Zeitraum der letzten zwei Wochen.

Fragebogen zu *Nr. 13* – Kalium arsenicosum	Trifft zu ++	Trifft manchmal zu +
121. Neigen Sie zu chronischen Hauterkrankungen mit starkem Juckreiz?		
122. Neigen Sie zur Überfunktion der Schilddrüse?		
123. Fühlen Sie sich zurzeit ausgepowert und schwach?		
124. Neigen Sie zu Wasseransammlungen im Gewebe (Ödeme)?		
125. Neigen Sie zu Blähungen mit wässrigen Durchfällen?		
126. Werden die Beschwerden bei Stress und Belastungen schlimmer?		
127. Neigen Sie dazu, alles kontrollieren zu wollen?		
128. Fühlen Sie sich des Lebens überdrüssig?		
129. Ist es für Sie wichtig, dass alles seine Ordnung hat?		

Fragebogen zu *Nr. 14* – Kalium bromatum	Trifft zu ++	Trifft manchmal zu +
130. Sind Sie vor dem Schlafengehen unruhig?		
131. Neigen Sie zu nervösen Beschwerden (Asthma, Herz-, Hautbeschwerden, Sehstörungen ...)?		
132. Neigen Sie zur Schilddrüsenüberfunktion?		
133. Haben Sie zurzeit Wortfindungsstörungen?		
134. Sind Sie zurzeit schreckhaft?		
135. Ändern Sie schnell Ihre Meinung, sind Sie leicht zu beeinflussen?		
136. Neigen Sie zu Schleimhautreizungen an Nase oder Ohren?		
137. Werden Ihre Beschwerden durch leichte Beschäftigung besser?		
138. Verstärkt Schlafmangel oder Wärme die Beschwerden?		

Fragebogen zu *Nr. 15* – Kalium jodatum	Trifft zu ++	Trifft manchmal zu +
140. Neigen Sie zur Unterfunktion der Schilddrüse?		
141. Neigen Sie zu wiederkehrenden Infekten?		
142. Leiden Sie unter verengten Gefäßen?		
143. Leiden Sie unter Schwankungen des Blutdrucks?		
144. Fühlen Sie sich älter, als es Ihrem Alter nach sein sollte?		
145. Neigen Sie zu Augenentzündungen?		
146. Müssen Sie sich häufig räuspern?		
147. Neigen Sie zu Gelenkschwellungen?		
148. Neigen Sie zu depressiven Verstimmungen?		
149. Haben Sie Heißhunger auf Fisch?		

Fragebogen zu *Nr. 16* – Lithium chloratum	Trifft zu ++	Trifft manchmal zu +
150. Sind Sie tagsüber müde und können nachts nicht einschlafen (Umkehr des Tag-Nacht-Rhythmus)?		
151. Neigen Sie zu wiederkehrenden Harnwegsinfekten?		
152. Neigen Sie zu Blasenentzündungen oder Brennen beim Wasserlassen?		
153. Ist Ihre Magengegend druckempfindlich?		
154. Neigen Sie zu Völlegefühl und/oder Blähungen?		
155. Haben Sie juckende Hauterscheinungen, die sich besonders bei Wärme und im Bett zeigen?		
156. Neigen Sie zu Rheuma oder Gicht?		
157. Neigen Sie zur Alterssichtigkeit?		
158. Haben Sie ein schlechtes Namensgedächtnis?		
159. Unterliegen Sie auffallenden Gefühlsschwankungen?		

Fragebogen zu *Nr. 17* – Manganum sulfuricum	Trifft zu ++	Trifft manchmal zu +
160. Neigen Sie allgemein zu Entzündungen?		
161. Neigen Sie zu Blutarmut?		
162. Neigen Sie zu Schäden am Knorpel der Gelenke?		
163. Leiden Sie unter hohen Cholesterinwerten?		
164. Neigen Sie zu Allergien?		
165. Neigen Sie zur Arterienverkalkung?		
166. Leiden Sie unter wandernden Gliederschmerzen?		
167. Neigen Sie zur Wetterfühligkeit? Verstärken sich die Beschwerden bei Wetterwechsel?		
168. Kennen Sie von sich Hassgefühle?		
169. Bessern Ruhe und warme Getränke Ihr Befinden?		

Fragebogen zu *Nr. 18* – Calcium sulfuratum	Trifft zu ++	Trifft manch-mal zu +
170. Fühlen Sie sich oft müde und schläfrig?		
171. Haben Sie ein gestörtes Nagel- oder Haarwachstum?		
172. Neigen Sie zu Beschwerden der Haut?		
173. Leiden Sie unter einer Schwermetallbelastung (Blei, Amalgam ...)?		
174. Haben Sie Heißhunger und nehmen trotzdem ab?		
175. Neigen Sie zu bitterem Geschmack im Mund?		
176. Leiden Sie unter Rheuma oder Gicht?		
177. Neigen Sie zu Melancholie, wenn Sie große Ideen nicht umsetzen können?		
178. Neigen Sie zu extremem Ehrgeiz?		
179. Haben Sie Angst vor Vögeln?		

Fragebogen zu *Nr. 19* – Cuprum arsenicosum	Trifft zu ++	Trifft manchmal zu +
180. Neigen Sie zu Krämpfen oder Verspannungen?		
181. Neigen Sie zu häufigen Infekten?		
182. Neigen Sie zu migräneähnlichem Kopfschmerz?		
183. Treiben Sie viel Sport?		
184. Leiden Sie unter Ohrgeräuschen (Tinnitus)?		
185. Leiden Sie unter Ischiasbeschwerden oder Hexenschuss?		
186. Neigen Sie zu Darmparasiten oder Würmern?		
187. Haben Sie das Gefühl, sich verteidigen zu müssen?		
188. Fällt es Ihnen leicht, Anordnungen von Ärzten genau zu befolgen?		
189. Verstärken sich die Beschwerden durch Hinlegen?		

Fragebogen zu *Nr. 20* – Kalium aluminium sulfuricum	Trifft zu ++	Trifft manch-mal zu +
190. Können Sie gelernte Sachen schlecht behalten?		
191. Leiden Sie unter starker Schweiß-produktion?		
192. Neigen Sie zu schwachem Bindegewebe?		
193. Leiden Sie unter Reizmagen oder Reiz-darm?		
194. Leiden Sie unter krampfartigen Husten-anfällen?		
195. Neigen Sie zu trockener, spröder oder rissiger Haut?		
196. Kann Stuhlgang nur unter großer An-strengung herausgepresst werden?		
197. Neigen Sie zu Koordinationsstörungen?		
198. Fühlen Sie sich von anderen Menschen unterdrückt?		
199. Haben Sie einen metallischen Geschmack im Mund?		

Fragebogen zu *Nr. 21* – Zincum chloratum	Trifft zu ++	Trifft manch-mal zu +
200. Neigen Sie zu häufigen Infekten?		
201. Heilen Wunden schlecht ab?		
202. Leiden Sie unter unruhigen Beinen?		
203. Fühlen Sie sich nervös und gereizt?		
204. Neigen Sie zu Haarausfall?		
205. Treiben Sie viel Sport?		
206. Weisen Ihre Nägel Rillen oder weiße Flecken auf?		
207. Ekelt es Sie vor Milch, Wein oder Süßem?		
208. Leiden Sie unter Diabetes mellitus Typ II?		
209. Haben Sie Sorge, sich zu blamieren?		

Fragebogen zu *Nr. 22* – Calcium carbonicum	Trifft zu ++	Trifft manchmal zu +
210. Neigen Sie dazu, sich willentlich zu verausgaben und die körperlichen Grenzen zu missachten?		
211. Leiden Sie unter Osteoporose?		
212. Neigen Sie zu Karies?		
213. Hatten Sie kürzlich eine Erkrankung, von der Sie sich nicht vollständig erholt haben?		
214. Knirschen Sie nachts mit den Zähnen?		
215. Neigen Sie zu Abszessen?		
216. Haben Sie Angst vor großer Höhe?		
217. Haben Sie Verlangen nach Eiern, Salz und Süßigkeiten?		
218. Haben Sie Alpträume (von Tod, Krankheit, Mord oder Leichen)?		
219. Empfinden Sie das Leben als schwer und fühlen sich seiner überdrüssig?		

Fragebogen zu *Nr. 23* – Natrium bicarbonicum	Trifft zu ++	Trifft manch-mal zu +
220. Neigen Sie zu Gicht oder Rheuma?		
221. Neigen Sie zu erhöhten Harnsäurewerten?		
222. Neigen Sie zu Sodbrennen?		
223. Neigen Sie zu Entzündungen?		
224. Leiden Sie unter übermäßigem Durst?		
225. Haben Sie bereits morgens dumpfen Kopfschmerz?		
226. Neigen Sie zu Übergewicht?		
227. Haben Sie eine Abneigung gegen fette Speisen und Fleisch?		
228. Werden Gemüse und Milch schlecht vertragen?		
229. Fällt es Ihnen schwer, Ideen und Abläufe selbst zu entwickeln?		

Fragebogen zu *Nr. 24* – Arsenum jodatum	Trifft zu ++	Trifft manchmal zu +
230. Neigen Sie zu Allergien?		
231. Neigen Sie zum Knorpelverschleiß?		
232. Leiden Sie unter Störungen der Atemorgane?		
233. Leiden Sie unter Neurodermitis?		
234. Fühlen Sie sich am ganzen Körper zerschlagen?		
235. Werden Ihre Augen beim Lesen immer schwächer?		
236. Sind Sie lärmempfindlich?		
237. Leiden Sie unter Wechseljahrsbeschwerden?		
238. Sind Ihre Beschwerden überwiegend rechtsseitig?		
239. Verschlechtert Föhnwetter Ihr Befinden?		

Fragebogen zu *Nr. 25* – Aurum chloratum natronatum	Trifft zu ++	Trifft manchmal zu +
240. Haben Mondphasen Einfluss auf Ihr Schlafverhalten?		
241. Leiden Sie unter Jetlag?		
242. Neigen Sie zu Zyklusstörungen (Schmerzen, Prämenstruelles Syndrom o. Ä.)?		
243. Neigen Sie zum Schlafwandeln?		
244. Neigen Sie zu Blutdruckschwankungen?		
245. Leiden Sie unter chronischen Erkrankungen ohne Fieber?		
246. Sind Sie geruchsempfindlich?		
247. Sind sie ungeduldig?		
248. Besteht verstärktes Verlangen nach Milch, Brot oder Feingebäck?		
249. Verbessert Musik Ihre Verfassung?		

Fragebogen zu *Nr. 26* – Selenium	Trifft zu ++	Trifft manchmal zu +
250. Haben Sie eine schwere Erkrankung?		
251. Sind Sie Umweltgiften ausgesetzt?		
252. Sind Sie häufig müde?		
253. Neigen Sie zu Herpes?		
254. Versuchen Sie sich gerade das Rauchen abzugewöhnen?		
255. Neigen Sie zu morgendlichen Hustenanfällen?		
256. Haben Sie besonders nachts Hunger?		
257. Träumen Sie von Quälerei, Misshandlungen oder Gewalt?		
258. Ermüdet Sie geistige Arbeit schnell?		
259. Fallen Ihnen versäumte Dinge nachts im Schlaf wieder ein?		

Fragebogen zu *Nr. 27* – Kalium bichromicum	Trifft zu ++	Trifft manch- mal zu +
260. Neigen Sie zu Erkrankungen an der Haut?		
261. Neigen Sie zu Erkrankungen an den Schleimhäuten?		
262. Besteht der Infekt schon länger?		
263. Neigen Sie zu erhöhtem Cholesterinspiegel?		
264. Neigen Sie zu Übergewicht?		
265. Treiben Sie viel Sport?		
266. Sind Ihre Augen lichtempfindlich?		
267. Leiden Sie unter Schmerzen in der Hüfte oder den Knien, die bei Bewegung schlimmer werden?		
268. Haben Sie vermehrten Harndrang?		
269. Legen Sie bei Ihrer Arbeit Wert auf Details?		

Anhang

Danksagung

An dieser Stelle möchte ich all den hilfreichen Wesen meine tiefe Dankbarkeit ausdrücken, ohne die dieses Buch sicher nicht in dieser Form entstanden wäre.
Herzlichen Dank meiner Freundin Isolde Andrä, die mit ihren Korrekturen und Anmerkungen das Manuskript begleitet und verbessert hat.
Danke auch an all die Freunde, Patienten und Teilnehmer meiner Seminare, die mich ermutigten, ein Buch zu diesem Thema zu schreiben.

> Die Kunst der Schulmedizin besteht darin, den Patienten zu unterhalten, während die Natur die Krankheit heilt.
>
> *(Voltaire)*

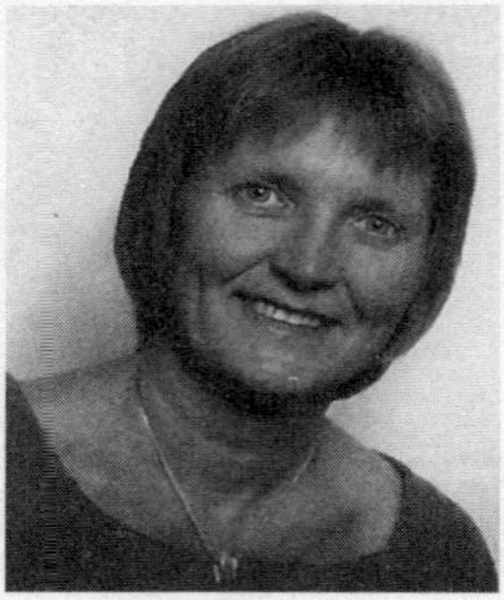

Vistara Haiduk wurde 1960 in Berlin geboren. Als technische Assistentin in der Medizin kam sie aus Berlin zunächst nach Essen. Dort begann sie als Lebens- und Gesundheitsberaterin bereits mit Schüßlersalzen und Reiki zu arbeiten. 1996 legte Vistara H. Haiduk die Prüfung als Heilpraktikerin ab und praktiziert seither in eigener Praxis. Seit 2004 lebt und arbeitet sie in Oberstenfeld (bei Ludwigsburg). Schwerpunktthemen in der Praxis sind neben den unterrichteten Gebieten Spagyrik, Ernährungsberatung, manuelle Therapien, psychotherapeutische und spirituelle Lebenshilfe sowie Schamanismus und energetische Heilverfahren.
Darüber hinaus unterrichtet Vistara H. Haiduk seit 1995 im In- und Ausland für verschiedene Heilpraktikerschulen und für Firmen freiberuflich die Themen Schüßlers Lebenssalze, Irisdiagnose, Patho- und Physiognomie.

Neben verschiedenen Artikeln für Fachzeitungen erschienen bisher folgende Bücher und Produkte:

1999 »Gesund durch Schüßler-Salze«, Knaur Verlag, das 2004 vollständig überarbeitet und erweitert wurde. Übersetzung ins Französische durch den Tredaniel Verlag, Juli 2008.

2005 »Gesund und schlank durch Schüßlersalze« und »Schüßlersalze in der Schwangerschaft« im Lüchow Verlag.

2006 »Schüßlersalze für Psyche und Seele«, Knaur Verlag.
2006 Das »Schüßlersalz-PC-Programm« zur Eigendiagnose für Schüßlersalze.
2006 Schüßlersalz-Meridian-Uhr.
2006 Neuauflage des Posters »Die 12 Schüßlersalze« im Farbdruck in A1 und A2.
2008 »Die 15 Ergänzungssalze zur Schüßlertherapie«, Knaur Verlag.

Über die Internetseite www.vistarahaiduk.com kann das PC-Programm zur Eigendiagnose für Schüßlersalze (Programm zum Buch »Gesund durch Schüßler-Salze«) sowie das Farbposter zur Antlitzdiagnose im A1- und A2-Format erworben werden.

Bitte haben Sie dafür Verständnis, dass der Erwerb nur innerhalb Deutschlands und gegen Vorkasse möglich ist.

Aus rechtlichen Gründen können keine Behandlungsempfehlungen für schriftliche Anfragen gegeben werden.

Seminare

Die Autorin Vistara Haiduk hält Vorträge und gibt Seminare im In- und Ausland zu den Themen:

Schüßlers Lebenssalze/Antlitzdiagnose
Die Teilnehmer lernen, aus dem Gesicht den Mineralmangel zu erkennen, zu deuten und zu behandeln.

Holistische Irisdiagnose

Die Teilnehmer lernen, die Hinweise des Auges auf allen Ebenen des Seins zu sehen, zu deuten und die Zeichen zu behandeln.

Psycho-Physiognomie

Durch die Lehre von u. a. Carl Huter ist das Lesen des Gesichtes systematisiert worden. Mit ein wenig Übung kann es jeder. Sie lernen im Seminar, die Charaktereigenschaften eines Menschen aus seinem Gesicht zu erkennen und zu deuten. Diese Methode dient nicht nur dem Heilkundigen zur optimalen Rezeptierung, es ist auch ein Hilfsmittel in der Wirtschaft und der zwischenmenschlichen Kommunikation.

Patho-Physiognomie mit Organsprache

Jedes Gesicht zeigt durch Farbe, Hautbeschaffenheit und Falten, in welchem Zustand sich der Organismus derzeit befindet. Jedes Organ hat wiederum einen spezifischen Bezug zur Psyche und den seelischen Konflikten. Im Seminar lernen die Teilnehmer, die entsprechenden Zeichen im Gesicht zu erkennen sowie die Sprache der Organe und Chakren.

Metabolic-Balance®

Seminar zur individuellen Stoffwechsel- und Gewichtsregulation, Ernährungsberatung.

Detaillierte Beschreibungen zu den Seminaren finden Sie auf der Internetseite www.vistarahaiduk.com

Alle Seminare sind sowohl für Laien als auch für Fachleute geeignet.

Informationen über die Seminarangebote finden Sie ebenfalls im Internet und bei der Autorin direkt: Vistara H. Haiduk, Am Schafhaus 65, 71720 Oberstenfeld (bitte mit 1,45 € frankierten und an sich selbst adressierten A5-Rückumschlag beilegen).

Sollten Sie Interesse haben, ein Seminar für Vistara Haiduk zu organisieren, setzen Sie sich bitte unter haiduk@gmx.de mit der Autorin in Verbindung.

Bezugsquellen

Was beim Kauf der Schüßlersalze zu beachten ist:
Es gibt erhebliche Qualitäts- und Preisunterschiede. Das Teuerste ist in diesem Fall nicht das Beste. Mit Preisvergleichen können Sie bis zu 60 Prozent Kosten sparen. Auf der Internetseite www.vistarahaiduk.com finden Sie unter »Schüßlersalze direkt bestellen« einen Überblick über die Angebote und Preise verschiedener Anbieter.

Biochemische Mittel, die nach den Vorgaben von Dr. med. W. H. Schüßler hergestellt werden, sind in der Apotheke erhältlich. Es sind hochwertige Arzneimittel, die gemäß den strengen Richtlinien des HAB (Homöopathisches Arzneibuch) potenziert werden. Zu erkennen sind sie an den Bezeichnungen wie »biochemisches Funktionsmittel nach Dr. Schüßler« oder »homöopathisches Arzneimittel« und den Angaben »D 6« oder »D 12«.
Biomineraltabletten® der Biomineral GmbH erfüllen diese

Anforderungen. Um eventuelle allergische Reaktionen zu vermeiden, werden sie glutenfrei hergestellt. Fragen Sie Ihren Apotheker nach Biomineralien der Biomineral GmbH.

Literatur und Quellen

Biochemischer Verein Zürich – Vereinigung zur Förderung, Information und Anwendung der heilkundlichen Mineralsalzlehre nach Dr. med. W. H. Schüßler. www.biochemischer-verein.ch

Broy, Joachim: Die Biochemie nach Dr. Schüßler. Klaus Foitzick Verlag, München 1995

Broy, Joachim: Ergänzungsmittel zur Mineralstofftherapie nach Schüßler. Klaus Foitzick Verlag, München 2000

Feichtinger, Thomas/Niedan, Susana: Gesund durchs Jahr mit Schüßler-Salzen. Karl F. Haug Verlag, Stuttgart 2001

Haiduk, Vistara H.: Schüßlersalze in der Schwangerschaft. Schwangerschaft, Geburt, Wochenbett. Lüchow Verlag, Stuttgart 2005

Haiduk, Vistara H.: Gesund und schlank durch Schüßlersalze. Lüchow Verlag, Stuttgart 2005

Haiduk, Vistara H.: Schüßlersalze für Psyche und Seele. Droemer Knaur Verlag, München 2006

Haiduk, Vistara H.: Gesund durch Schüßler-Salze. Droemer Knaur Verlag, München 1999

Kellenberger, Richard/Kopsche, Friedrich: Mineralstoffe nach Dr. Schüßler – Ein Tor zu körperlicher und seelischer Gesundheit. AT Verlag, Aarau 2002

Rieger, Dr. Berndt: Psychologische Schüßler-Salz-Therapie. Biochemische Wahl der Mittel nach seelischen Gesichtspunkten. 3. Auflage, Jungjohannverlag

Tichy, Eveline/Tichy, Klaus: Das große Praxisbuch der Schüßlertherapie. Droemer Knaur Verlag, München 2003

Vistara H. Haiduk

Gesund durch Schüßler-Salze

Die 12 Lebenssalze
für Körper, Geist und Seele

Die Heilpraktikerin Vistara H. Haiduk stellt in diesem seit Jahren erfolgreichen Standardwerk die vielfältigen Anwendungsmöglichkeiten der Schüßler-Salze dar. Diese Nährsalze sind natürlicher Bestandteil des menschlichen Körpers. Sind eines oder mehrere Salzdepots leer, kann man sie durch Einnahme des jeweiligen Salzes wieder auffüllen. Die Autorin beschreibt detailliert die seelischen, geistigen und körperlichen Symptome von Erkrankungen und ermöglicht damit auch dem Laien die Eigendiagnose, Wiederherstellung bzw. Erhaltung seiner Gesundheit. Die Therapie ist sanft, wirkungsvoll und ohne Risiko und daher ideal zur Selbstbehandlung.

Knaur
MensSana